最新版

1日1分！
ひざトレ
変形性膝関節症は自宅で治せる！

さかいクリニックグループ代表　酒井慎太郎

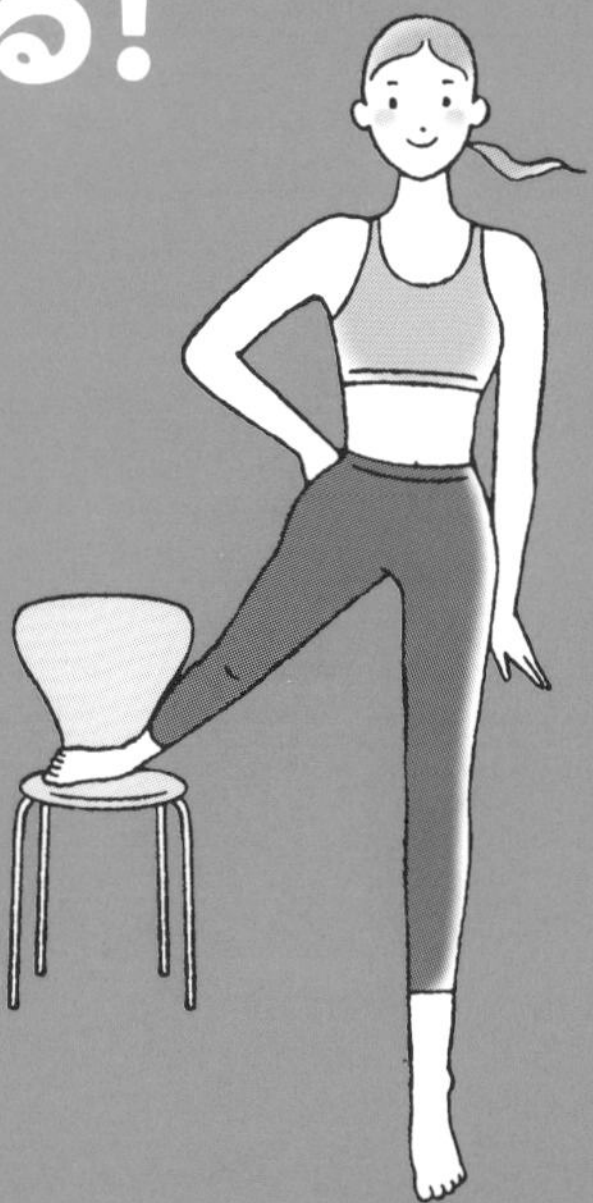

内外出版社

はじめに

現在日本で、変形性膝関節症などでひざの痛みに苦しんでいる人は、2500万人ともいわれます。これまで何軒も病院や治療院に通いつめたものの、痛みが再発してしまった、どうしたら……私のクリニックには、こうした患者さんが多く訪れます。病院で変形性膝関節症と診断され治療をしているけれど、なかなか痛みがとれない、という方もいます。また、コロナ禍によるテレワークや外出自粛の長期化で運動不足が問題となっています。動かない生活で関節が硬くなり、本書で扱うひざ痛をはじめとする下半身の関節トラブルが急増しているともいわれています。

私のクリニックでは、ひざ痛に悩む患者さんに独自の治療を施すことで、多くはその痛みを解消することができています。慢性的なひざ痛の場合、ひざだけが悪いというのはまれです。ひざが痛い人は腰も悪い。体全体をみて、痛みの関連を見極め適切な治療を行っていけば、ひざは必ずよくなります。

Prologue

ひざ痛は命に関わる病気ではありません。しかし痛みを抱えたままでは日常生活で苦労することがたくさん出てきますし、放置すれば、歩くことができなくなり、寝たきりになるリスクが高まります。

変形性膝関節症は、長い時間をかけて徐々にひざのクッション機能が壊れていく病気です。初期にはひざの痛みは出ないので、もしかしたらあなたもすでに変形性膝関節症の予備軍かもしれません。本書では、私のオリジナルの施術をベースにした1日1分のセルフケア「ひざトレ」を紹介しています。すでにひざ痛を抱える方はもちろん、痛みがなくてもこのセルフケアを実践することで変形性膝関節症の進行をくい止めることができます。

まずは、次ページのチェックで、今のひざの状態を知ることがひざの健康を守るスタート。本書をお読みいただければ、変形性膝関節症による痛みはセルフケアで十分解消できますし、予防もできる、ということがわかるはずです。

さかいクリニックグループ代表　酒井慎太郎

ひざの壊れ度チェック

ひざケアのスタート前に自分のひざの状態を知りましょう。当てはまるものがあれば☑。

- □荷物を同じ側の手で持ったり、肩にかけたりする
- □足を組む癖がある
- □ひざを曲げるような動作のときは「ポキッ」、伸ばすときは「パキッ」という音が鳴る
- □痛くはないけれど、ひざが伸びにくくなった
- □階段の上り下りで、下りがつらくなった
- □正座をするのがつらい、あるいはできない
- □靴底の外側がすり減っている
- □じっとしていてもひざが痛い
- □首痛や腰痛がある

□ひざの真裏にシワができやすい
□高齢女性である
□O脚が進んだように感じる
□デスクワークでひざを曲げている時間が長い
□立ち上がるときにひざが痛い
□階段では手すりがないと怖くて歩けない
□ひざが腫れたり、熱を帯びたりすることがある

＼いくつチェックが
ありましたか？／

☑が5以下

安心すると柔軟性はダウン

痛みはないかもしれませんが、徐々にひざの機能が低下。何もしなければひざのしなやかさが失われることになります。

☑が6～11

可動域がかなり低下

ひざが曲がったまま固まり、可動域はかなり狭くなっている可能性も。痛みがあれば炎症の恐れもあります。

☑が12以上

放置すれば歩行困難に

腰痛に悩まされている人も。ひざのクッション機能はかなり低下し、放置すれば歩行困難になることもあります。

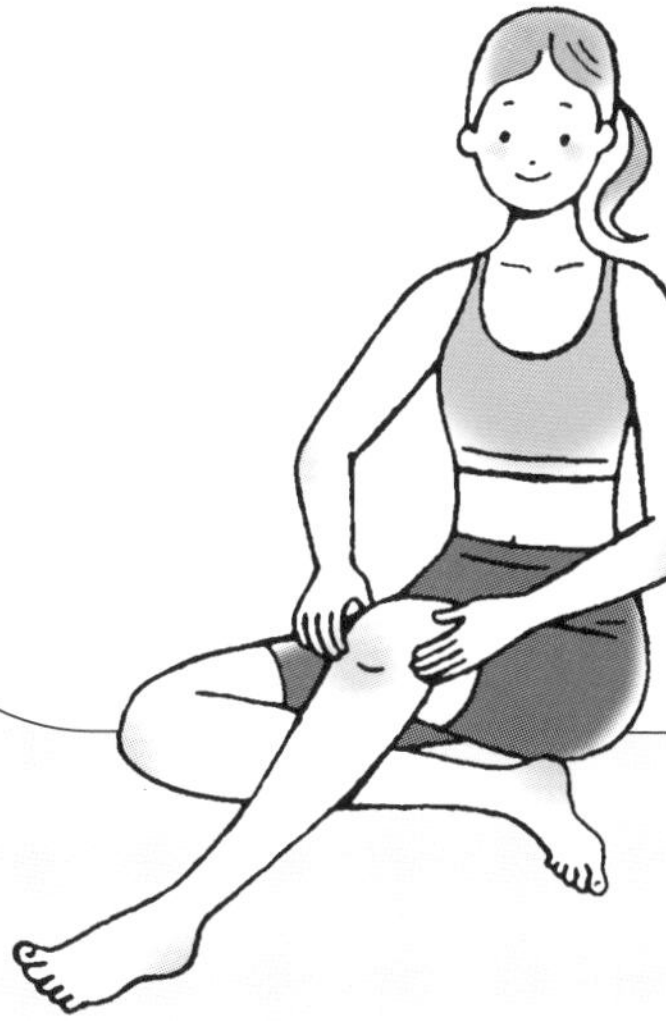

Contents

Part 1

最新の研究でわかった「ひざ痛」の原因

ひざはなぜ痛くなるのか？

ひざの壊れ度チェックの結果、みなさんのひざの状態はどうでしたか？　年だからひざが悪くなるのはしょうがない、あるいは、若い頃にスポーツでひざを酷使したからひざにトラブルが出ても当然、そんなふうに思っているかもしれません。もちろん、加齢やひざの酷使といったことはひざトラブルの一因ではあります。

でも知っておいていただきたいのは、二足歩行する人間にとって、ひざには大きな負担がかかるのは当たり前という事実。**平地を歩いているときはひざには体重の約3倍、階段の上り下り、あるいは走る、跳ぶといった動作では最高で約8倍の力がかかっています。**体重50kgの人なら歩行時は約１５０kg、階段の上り下りなどでは約４００kgがひざに荷重されているわけです。日常生活は立つ、歩くといった基本動作の繰り返しですから、ひざへの負担は避けられません。

とはいえ、ひざにはこうした負担を軽減するための機能がもともと備わっています。それが、ひざのクッション機能です。ひざに体重や外からの衝撃がかかります。体重の何倍もの力を受け止めつつスムーズに動き続けられるのはこのクッション機能があるからです。

逆に言えばこの機能が壊れると、**ひざ痛の原因で最も多い変形性膝関節症をはじめとする、ひざトラブルのリスクが高まります。**

加齢に伴いひざの痛みを訴える人は多くなりますが、若い人も決して無縁ではありません。30〜40代で変形性膝関節症に悩まされるケースもあるからです。ひざに過度な負担をかけていれば誰が発症してもおかしくありません。変形性膝関節症は、老若男女すべてに関係する病気。ひざ痛は老化現象だと決めつけないでいただきたいのです。

▼ひざの健康に欠かせないクッション機能を知ろう

ひざは大腿骨《だいたいこつ》と脛骨《けいこつ》からなる体の中で一番大きな関節です。正確には膝蓋骨《しつがいこつ》、いわゆるひざのお皿の骨も含まれます。お皿の骨は太腿の前の筋肉と脛骨をつなぐ腱の間にあり、前方の衝撃からひざ関節を守ります。また、お皿がスムーズに動くことで、太腿の前の筋力を発揮しやすくしているのです。

それでは、ひざ痛を理解する上で大切なひざのクッション機能についてみていきます。

ひざ関節は太腿の骨である大腿骨とすねの骨である脛骨、この2つの骨同士がぶつからないように骨の端は厚い軟骨で覆われています。そして、それらの骨の間には半月板があります。これらが骨と骨が直接ぶつかるのを防ぎ、衝撃に対する緩衝材の役目を果たしています。私たちが走ったり、跳んだりできるのはこの機能がしっかり働いているからです。

しかし**軟骨組織はこすれ合ったり、衝撃を受け止めたりするうちにすり減り、徐々にクッション機能が失われていきます。**半月板も加齢により傷つきやすくなっているので、スポーツや運動によるケガだけでなく、ひざをひねるなどの日常動作でも損傷しやすいのです。このクッション機能が壊れるとひざに痛みや炎症が起きて、変形性膝関節症になります。

軟骨や半月板がすり減ったとしても、筋肉や皮膚のように血液が栄養素などを運ぶことで修復、再生されれば問題ありません。でも、残念なことに軟骨や半月板には栄養を運ぶ血管が通っていません。つまり一度失った軟骨や半月板は、修復や再生が難しいということです。

のちほど詳しく説明しますが、ひざのクッション機能を低下させやすい、つまり変形性膝関節症になるリスクが高いのが、**姿勢が悪い人、運動不足によってひざを動かすための脚の筋力が低下している人。また、O脚の人も要注意です。**O脚はひざを守る太腿の内側の筋力が低下して起こるからです。

「健康なひざ」と「不健康なひざ」

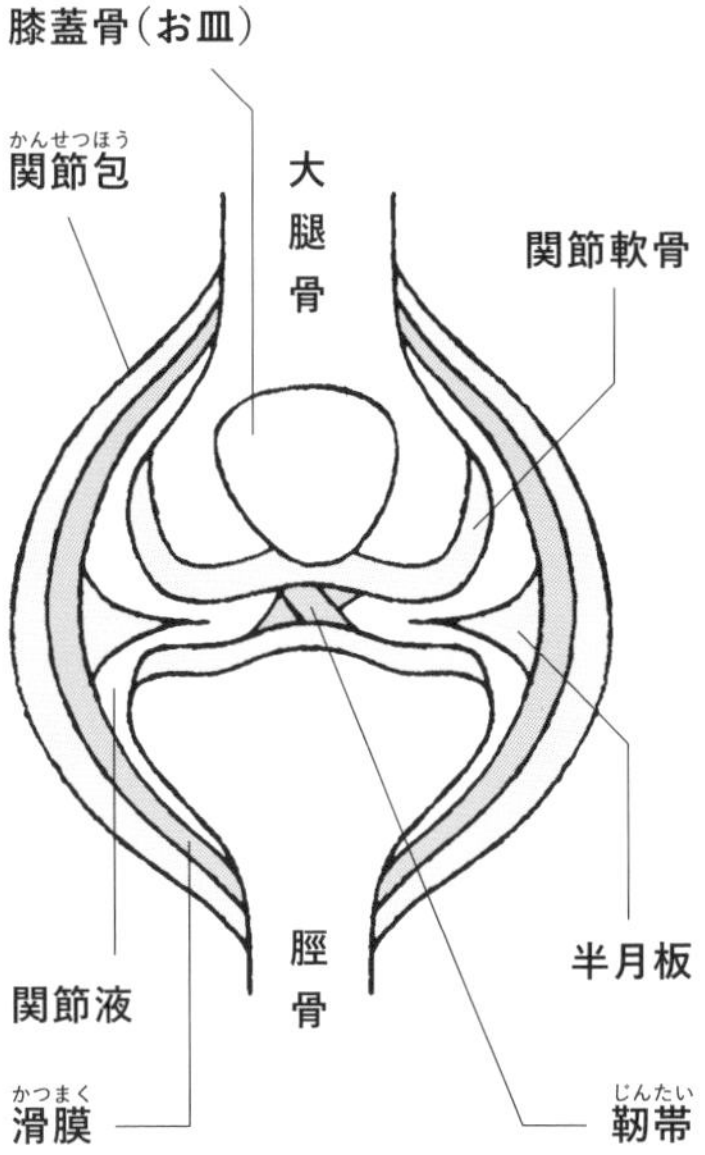

変形性膝関節症になると

軟骨がすり減り、軟骨のかけらが滑膜を刺激して炎症を起こす。骨と骨のすき間が狭くなると、半月板もすり減る。

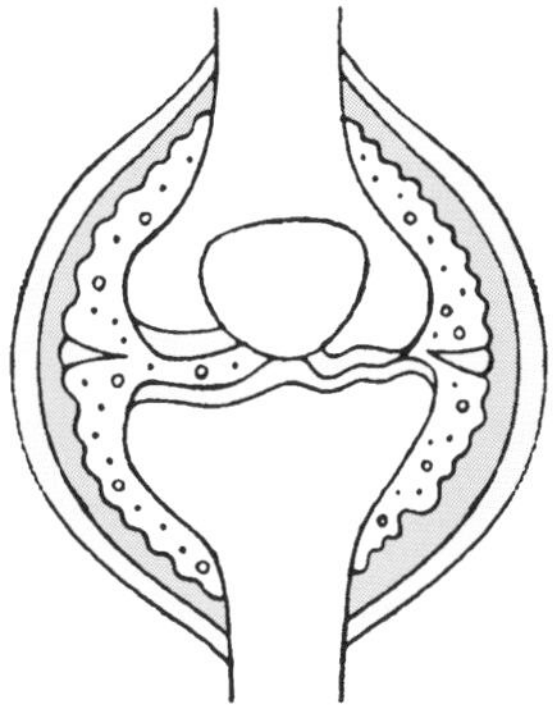

関節包 – 関節全体を覆う膜。内側は関節液で満たされている。

半月板 – 大腿骨と脛骨の間にある軟骨組織で、内側と外側にある。
衝撃を吸収しひざを安定させる。

滑　膜 – 関節包の内側にある膜。関節液を分泌・吸収する。

靭　帯 – 関節を構成する骨同士を結ぶ組織。
関節を強くしたり、動きを制限して関節を守る。

関節軟骨 – 大腿骨・脛骨の骨端、お皿の内側の表面を覆う組織。衝撃を吸収、骨同士がぶつからないようにする、関節を滑らかに動かす役目がある。

関節液 – 軟骨に栄養や酸素を送る。
関節の潤滑油の役目があり、主成分はヒアルロン酸。

▼変形性膝関節症の進行には一定のパターンがある

　変形性膝関節症は、長い年月をかけて少しずつ悪化していく病気です。痛みを感じ始めるのは40~50歳を過ぎた頃。変形性膝関節症は放置すれば徐々に悪くなっていきますが、その進行には一定のパターンが見られます。

　変形性膝関節症の前段階でよく見られるのが、階段を上るときにひざの上のほうに痛みを感じるケースです。これは、大腿四頭筋から膝蓋靭帯《しつがいじんたい》にかけて炎症を起こす膝蓋靭帯炎《しつがいじんたいえん》です。**日常生活でひざをひねる動きの積み重ねにより、ひざに大きな負担をかけることが大きな要因です。**

　このまま放置すれば、軟骨が劣化して変形性膝関節症にまっしぐらということです。この段階ではなかなか痛みの原因を特定しにくく、初期、進行期、末期と進行していきます。

　巻頭で主に生活習慣動作などからひざの壊れ度をみましたが、16－17ページにあるようにひざの硬さもチェックしてみましょう。ひざのしなやかさが失われると、変形性膝関節症のリスクもアップします。

「変形性膝関節症」はこうして進行する

前期

関節軟骨が劣化を開始。ひざの内側がチクチク痛む

半月板などの損傷によるひざのクッション機能が低下すると、軟骨同士が引っかかったりすることが多くなる。軟骨の組織が劣化し弾力が失われ、ひざの動きに違和感を覚えたり、ひざの内側がチクチク痛んだりする。痛みが出たり出なかったりを繰り返す。

↓

初期

軟骨の変形が進む。階段の下りで痛みを感じる

ひざに負担がかかると必ず痛みを感じる。座った姿勢から立ち上がるときや歩き始めのときに痛みを感じるようになる。ひざが腫れたり、ひざに水がたまることが度々起こる。早い人で40代後半からこの症状が出始める。

↓

進行期

症状が一気に加速する。歩行時に必ず痛みを感じる

変形性膝関節症の症状が一気に進む。O脚が進み、歩行時に体が左右に揺れ、ひざに痛みを感じるようになる。ひざ関節が硬くなり、曲げ伸ばし動作がしづらくなる。安静時でも痛みを感じることも。お年寄りは日常の活動量が大きく減ることになる。

↓

末期

軟骨が摩耗し痛みが持続。歩行時に杖が必要になる

軟骨が完全にすり減ってしまい、骨と骨がぶつかって関節の変形も目立つようになる。痛みで歩行が困難になり、手すりや杖が必要になることも。安静にしていても痛みがおさまらず、ひざの可動域も狭くなり日常生活に支障が出る。

ひざのしなやかさチェック!

変形性膝関節症のリスクを知ろう!

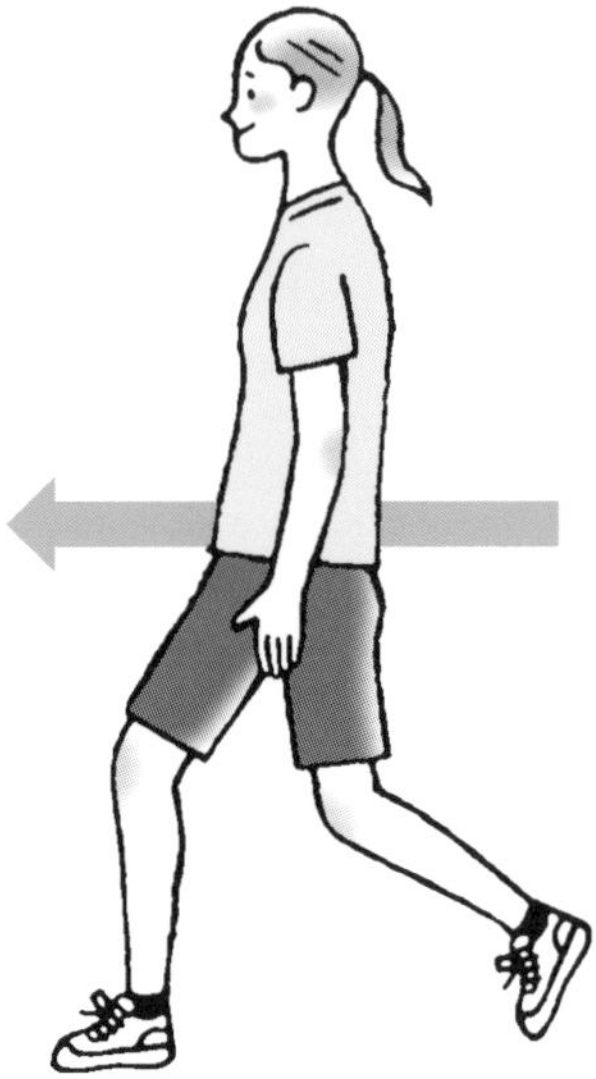

【歩き方】

体幹が曲がり骨盤が後ろに傾くとひざが曲がった姿勢に。歩行時、腰が上下しないで一定の位置を移動するのは、ひざが伸びずに硬くなっている証拠。

【ひざのしなり具合】

両脚を伸ばして座り、足を折り畳んだタオル(高さ5㎝くらい) の上にのせ、ひざを両手で上から軽く押す。ひざ裏が床につかないのはひざの柔軟性が失われているため。

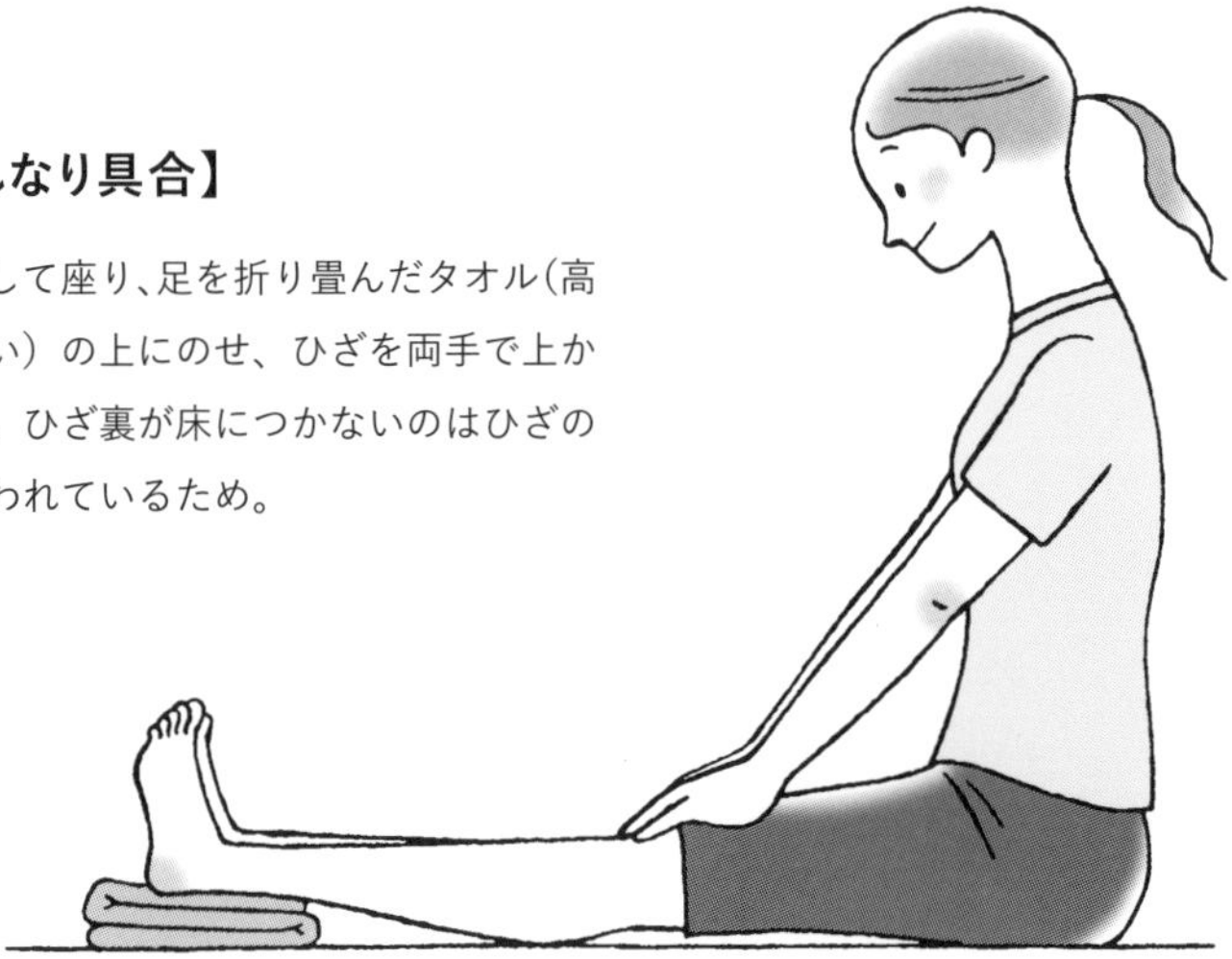

【脛骨粗面位置】

脛骨粗面とは、お皿の5cmくらい下、すねの骨(脛骨)の前側上部にある骨。これの位置でひざのねじれ具合がわかる。外側にずれるほどねじれが強い。

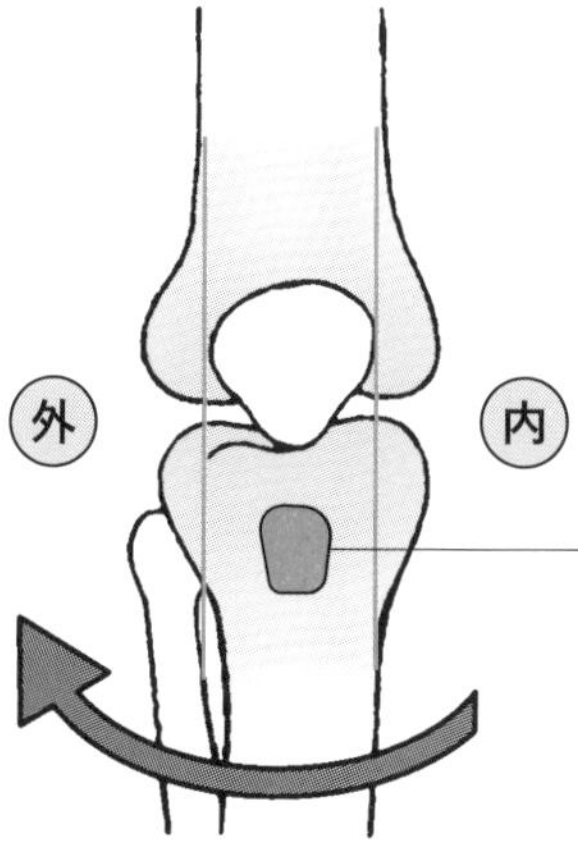
外
内
脛骨粗面《けいこつそめん》

変形性膝関節症が進むと、ひざがねじれ脛骨粗面が外側にずれる。

【足裏アーチ】

足裏には横アーチと縦アーチがある。アーチがつぶれるとひざへの負担が増える。横から見て指が入るすき間がないのは要注意。

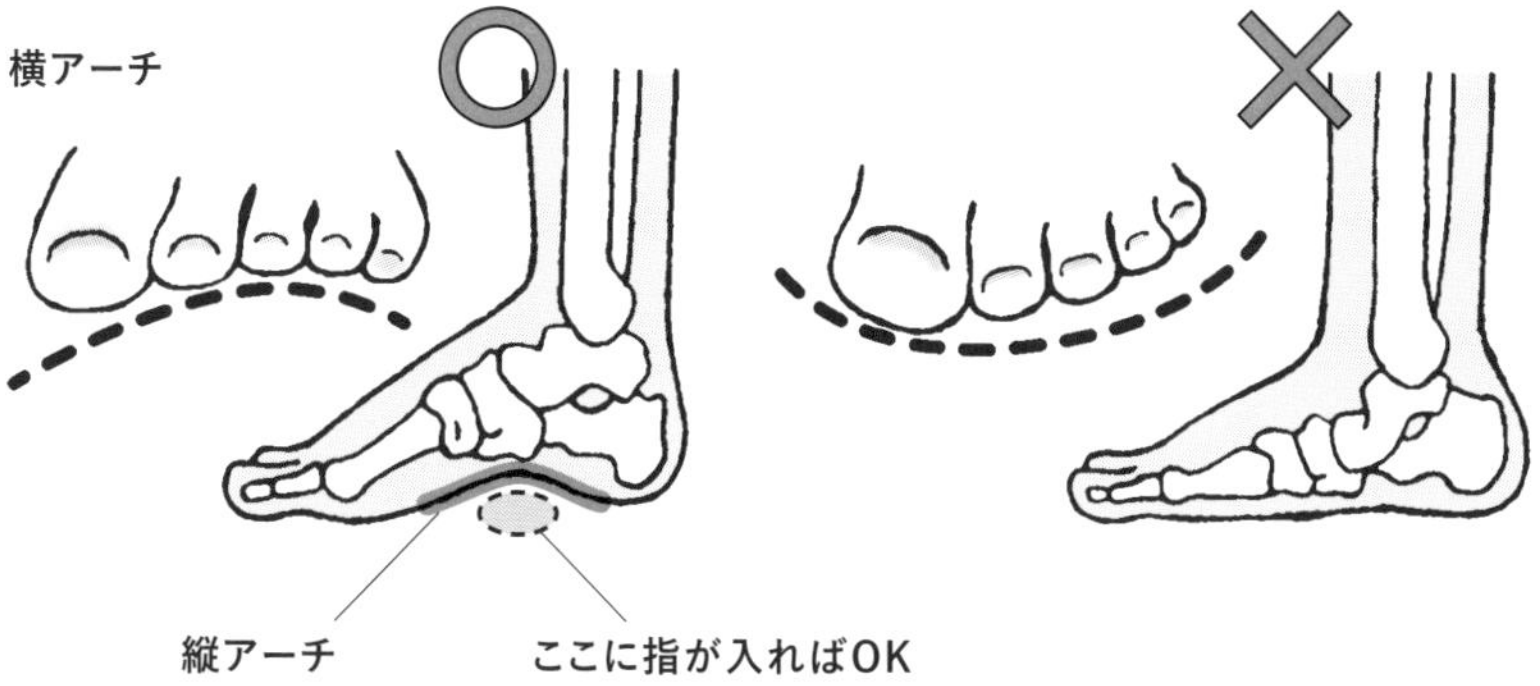
横アーチ
縦アーチ
ここに指が入ればOK

セルフケアを実践! → 31 ページへ

「膝蓋下脂肪体」がひざ痛に関係

変形性膝関節症はひざの軟骨がすり減り、痛みが生じる病気です。その痛みはどこからくるのでしょうか。実は、軟骨がすり減ったり傷ついて、それが痛みを発しているわけではありません。なぜなら、軟骨には血管だけでなく、神経も通っていないからです。軟骨がすり減るだけで痛みを感じることはないのです。

変形性膝関節症の痛みの多くは、**すり減った軟骨や半月板が傷つくことで、関節包の内側にある滑膜に炎症が起こるため**生じていると考えられています。

しかし近年、アメリカの研究者によって「**膝蓋下脂肪体**《しつがいかしぼうたい》」という組織が、変形性膝関節症の痛みに大きく関係していることがわかってきたのです（21ページ参照）。

▼お皿の下にある脂肪の塊が痛みの原因!?

聞きなれない言葉ですが、読んで字のごとく、膝蓋骨の下にある脂肪、つまりひざのお皿の下にある脂肪組織のこと。脂肪体といっても太っているからあるというわけではありません。誰のひざ関節にもあり、クッションの役目を果たしていると考えていいでしょう。

この膝蓋下脂肪体にはたくさんの毛細血管や神経組織が通っています。膝蓋下脂肪体は袋状になっていて、ひざを動かすことでこすれたり、ねじれたり、刺激を受けることで硬くなります。エラストグラフィー（超音波）検査で見ると、膝蓋下脂肪体が線維化、つまり硬くなっているのがわかります。こうしてお皿との摩擦などで炎症が起こると、**膝蓋下脂肪体が腫れて体積が増え、脂肪体内の神経を通して痛みを出している**と考えられるのです。

ひざが痛いという人は、膝蓋下脂肪体が分厚くなっているケースが多いのです。ひざをまっすぐにすると、膝蓋下脂肪体はお皿の外側に出てぷっくり膨らみ、押すと痛みを感じます。ひざを曲げると膝蓋下脂肪体はお皿の下に入り込み、押しても痛みを感じません。

そして、もうひとつ、ひざの痛みの原因と考えられるのが**「膝蓋上嚢《しつがいじょうのう》」**（21ページ参照）です。膝蓋骨の上にある袋状の組織で、ひざをスムーズに曲げるために必要な組織です。膝蓋上嚢が癒着を起こすと動きが悪くなり、ひざを曲げるときに引っ張られるなどして痛みを生じることになります。

膝蓋上嚢が原因の場合、ひざのお皿の上のほうに痛みを感じる人が多いようです。

▼膝蓋下脂肪体の痛みには「痛み血管」が関わっている

新しい痛みの原因がわかってきていますが、膝蓋下脂肪体による痛みには「痛み血管」が深く関わっていると考えられています。

痛みや腫れが発生する患部にはたくさんの新しい毛細血管が発生していることがわかったのです。痛む部位にできるこの異常な新生血管のことを、私は**「痛み血管」**と呼んでいます。

ひざ痛解明のためにはエコー検査の進化が大きく貢献していて、痛みの部位に発生するたくさんの毛細血管の存在も、超音波検査のひとつパワードプラ法によってわかったのです。痛み血管が作られるとそれに沿って神経が伸びていきます。余計に増えた神経が影響して痛みを感じやすくなるのです。

こう考えると、痛み血管を減らせば増幅して感じる痛みも軽減されるはずです。私のクリニックでは、パワードプラ法によって痛み血管が見つかった場合、**体外再生圧力波という治療でこの痛み血管をスナイパーのように狙い撃ちし消滅させる方法**を行います。これによりひざ痛の軽減につなげています。

新しい痛みの原因はココ！

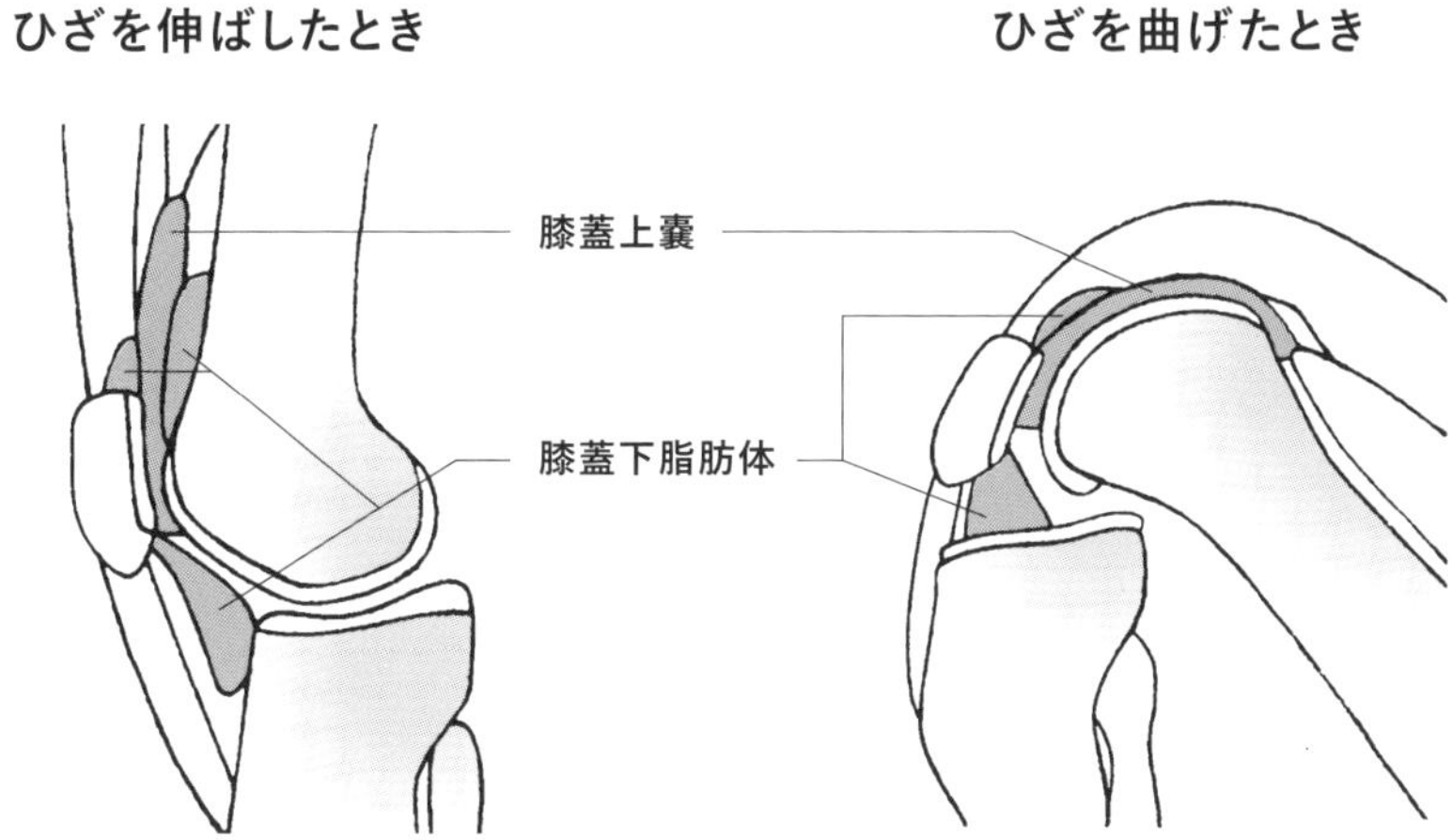
ひざを伸ばしたとき
ひざを曲げたとき
膝蓋上嚢
膝蓋下脂肪体

【膝蓋下脂肪体(色のある部分)】

ひざの曲げ伸ばしを効率よく行う、ひざへの衝撃を緩和する、お皿の可動性をよくする、ひざ関節の内圧調整をするなどの働きがある。血液が豊富で炎症を起こしやすいともいえる。

【膝蓋上嚢(グレーの部分)】

膝蓋骨の上にある袋状の組織。ひざを曲げる動作をスムーズにする。

ひざ痛の原因解明に欠かせない
【超音波検査装置】

超音波装置で「痛み血管」があるかどうか検査する。

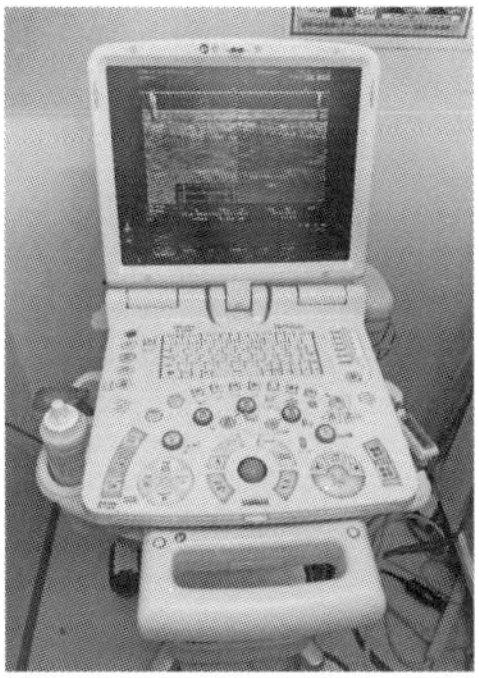

悪い姿勢がひざ痛を引き起こす

変形性膝関節症はひざのクッション機能が壊れることで起こります。では、なぜ壊れていくのか？　それは長年の悪い姿勢が出発点になるといってもいいでしょう。

どんな姿勢かというと、**背中が丸くなる猫背や腰が丸くなるような姿勢**です。体幹が曲がると骨盤が後ろに傾きます。体はバランスをとろうとして、ひざを曲げて立つようになります。こうした姿勢が癖になり、ひざが曲がったまま固まってしまうのです。

曲がったひざはとても不安定になります。この状態でひざを使い続ければある部分にだけ体重がかかり、**軟骨や半月板がすり減り、痛みなどが生じやすくなるのです。**こうして関節内が狭くなり、骨と骨の引っかかりが生まれてしまうのです。

ひざは伸びた状態だと安定します。余談ですが、ひざを曲げることが少ないバレリーナには変形性膝関節症になる人は少ないのです（でも足首への負担が多く、足首のトラブルは多いのですが……）。変形性膝関節症になりやすいのは、フラダンス、日本舞踊、太極拳など。長時間ひざを曲げている動作が続く芸能、そしてスポーツをしている人に多いといえます。

ひざが曲がると不安定な状態になる

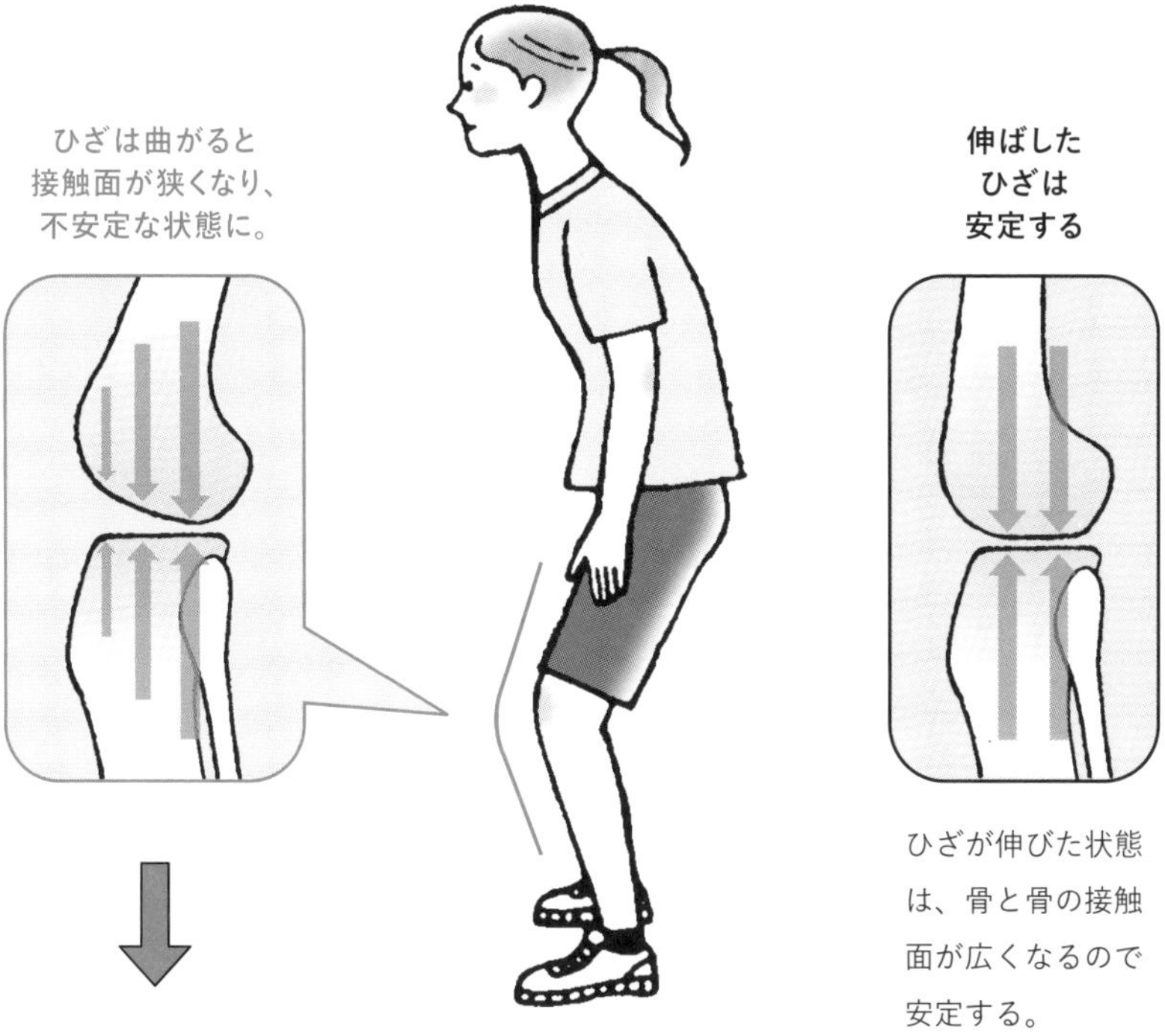
ひざは曲がると
接触面が狭くなり、
不安定な状態に。
伸ばした
ひざは
安定する
ひざが伸びた状態
は、骨と骨の接触
面が広くなるので
安定する。

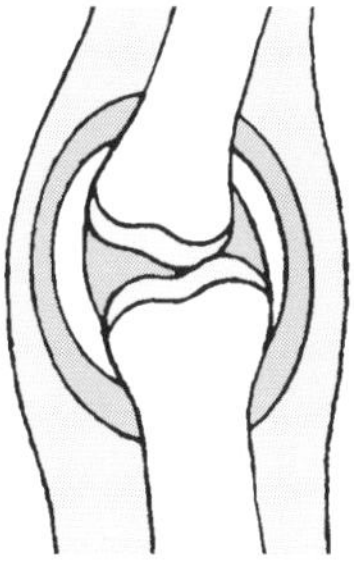

曲がったひざが変形性膝関節症に

軟骨と軟骨がぶつかるくらいに関節内が狭くなり、骨同士が引っかかり痛みが生じる。関節の動きが悪くなり可動域も狭くなる。

▼首、腰、ひざと痛みは連鎖して起こる

私は多くの患者さんをみていますが、この姿勢だときっとあちこちの関節が痛いだろうなとわかるようになりました。一般に姿勢が悪いと重心が前にずれ、さまざまな関節に余計な負担がかかります。姿勢の悪さはひざだけでなく、全身の関節に影響を及ぼすのです。ひざが悪い人は首や腰など全身の関節にトラブルを抱えていることが少なくありません。首、腰、ひざは体重の重みがかかる荷重関節です。**特にひざ痛と腰痛は関係が深く、私のところにやってくる腰痛持ちの患者さんの7~8割にひざ痛が見られます。**ですから、ひざ痛で来院された患者さんに腰痛を治す施術をすると、ひざ痛がなくなるケースは少なくないのです。

姿勢が悪いと最初に影響が出るのが首、その次が腰、そして最後がひざです。

実は女性と男性では痛みが出る順番が違います。女性は首が細いせいもあり、首、腰、ひざという順番で痛みが連鎖、男性は腰、首、ひざというケースが多いです。ひざが痛いとひざを何とかしようと思いがちです。しかし、関節の痛みは連鎖して起こるということがわかれば、姿勢をよくすることの大切さや適切なセルフケアにもつながります。

運動不足もひざトラブルを招く

ひざトラブルを引き起こすもうひとつの原因は運動不足です。ひざの不具合が生じるとどうしても動くのが億劫になり、動かない生活になりがち。ひざを動かさなくなることがそもそも問題なのです。

　こうして大きな影響を受けるのが、ひざを支える太腿の筋肉です。中でも大切なのが、太腿の内側でひざに近いところにある内側広筋《ないそくこうきん》や大《だい》腿直筋《たいちょっきん》。内側広筋はそもそも普段から使われるチャンスが少ない筋肉なので、**運動不足になると真っ先に機能が低下します。**内側広筋が弱くなると外側の筋肉によってひざが引っ張られる

ひざを支える太腿の筋肉

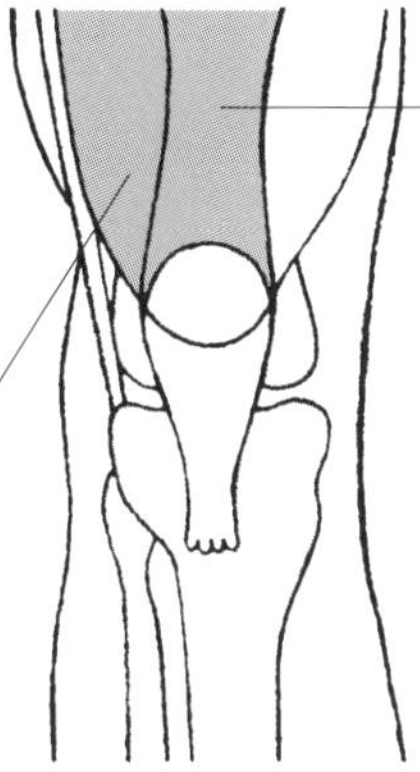

大腿直筋
大腿四頭筋のひとつ。太腿の中央にあり、ひざを伸ばすだけでなく、股関節を曲げるときに使われる。

内側広筋
大腿四頭筋のひとつ。太腿の内側にあり、ひざを伸ばすときに主に使われる。

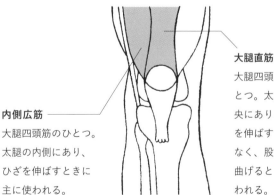

ことで、内側の軟骨や半月板がすり減り痛みが生じるようになります。また大腿直筋からつながる腱や靭帯も柔軟性がなくなって衰え、少し動いただけで炎症を起こしやすくなります。筋肉は体を動かすことで伸びたり縮んだりして健康な状態を保ちます。動かない生活でひざが曲がったままの姿勢をとっていると、**一部の筋肉だけを酷使することになり痛みの発生につながる**のです。ひざが曲がったまま完全に伸ばせない状態が続くと、ひざ関節周囲の筋や腱などが短縮してしまい、筋肉が十分に活動できなくなってしまいます。

ひざを動かすことのメリットは可動域を広げること。また、ふくらはぎのポンプ機能を働かせることになり、全身の血液の循環がよくなります。

そしてひざを動かすことのメリットはもうひとつあります。関節は関節包という薄い膜で覆われていますが、その中は潤滑油の働きをする関節液で満たされています。

その主な成分が天然のヒアルロン酸です。**これがサラサラでたくさんあれば関節内の動きがスムーズになります。**しかしひざ関節に炎症が起こるとどうなるか? 関節液は白く濁り、ドロドロの状態に。ひざを動かさないでいれば関節液は濁ったままとなり、関節包はつぶれた状態になります。ひざを動かせば新しい関節液が循環し、関節包の中が潤います。ひざ関節内の代謝もアップ。これによって関節内の傷ついた部分も修復されます。

変形性膝関節症が女性に多い理由

ひざ痛で私のクリニックに来院される方をみると、変形性膝関節症は女性のほうが多いというのが実感です。その理由は、女性は男性に比べると筋力が弱いからとよくいわれます。もちろん多少の影響はあると思いますが、私は筋力による影響はそれほど大きくなく、大きな原因は女性の内股にあると考えています。多いのが、**若い女性に多く見られる内股O脚。**立っているときに両ひざがつかず、つま先と両ひざのお皿が内側を向くパターンです。

これは股関節が内旋している状態です。こうなると下半身は不安定になり、ひざから下を外旋させて体のバランスをとろうとします。つまりひざがねじれるのです。ひざ関節のねじれというのは変形性膝関節症に限らず、すべてのひざ痛のスタートといえます。

また、高齢の女性に多く見られるO脚は、立っているときに両ひざがつかない内股O脚と同じなのですが、ひざのお皿とつま先が外側を向いているパターン。この場合はひざをほとんど伸ばさず、曲がったままの姿勢で生活しているということになります。

女性でO脚の人はひざの痛みを発症しやすいと心しておきたいですね。

ひざ痛軽減で健康寿命も延びる

変形性膝関節症についていくつかの角度からみてきました。痛みの原因が何であれ、ひざ痛を抱える人にとっては、とにかく痛みをとりたい！ というのが共通した思いでしょう。

今あるひざの痛みに対しての対策は、**固まってしまった関節を少しずつやわらかくして、関節の可動域を広げる**ことに尽きます。痛みがある方のひざは、関節内で骨同士の引っかかりがあり、滑らかな動きができにくくなっています。ひざのしなやかさが失われると、ひざをまっすぐに伸ばしたり、深く曲げたりすることができません。こうして関節の組織が癒着して硬くなってしまうのです。

では、どうするのか？

そこで私が考案したのが、関節内の引っかかりをなくし、関節の可動域を正常な状態に戻すためのメソッドです。**関節を広げて、動かして治していくのです。**痛いから動かさないという守りの姿勢ではなく、攻めのアプローチです。私はこの施術でこれまでひざ痛に悩む多くの患者さんの痛みを取り除いてきました。その施術をひざ痛に悩むみなさんにも行ってい

セルフケアの効果

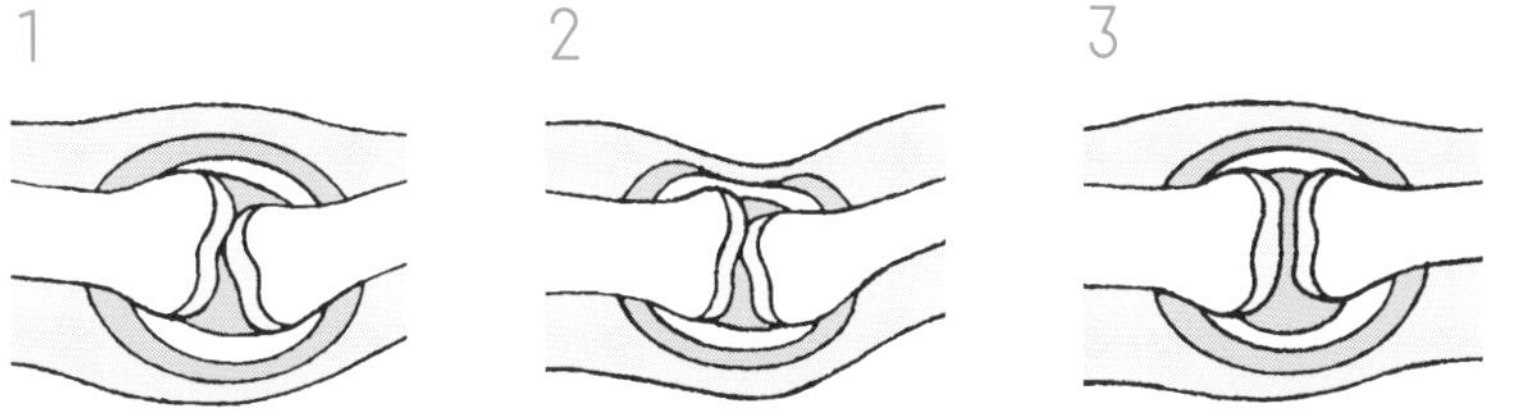

1 関節包内で骨同士が引っかかり、痛みにつながる。

2 適切な刺激（セルフケア）で引っかかりを矯正し、可動域を広げる。

3 正常な可動域が戻り、痛みがなくなる。

ただくために、Ｐａｒｔ2で「**ひざトレ**」を紹介しています。前述したような「膝蓋下脂肪体」「膝蓋上囊」といった新しいひざの痛みの原因にも、これまで私が提唱し実践しているセルフケアは有効だと考えています。

ひざ痛は自分で治すことができるのです。

▼〝関節寿命〟が若さを保つ秘訣

ひざ痛が見られると、**痛みのために歩くことや動くことが邪魔され、身体活動量が低下**します。当然外出機会も減りますよね。家の中でも動くことが少なくなるので、筋力や体力も低下し、ますます動けない体に。立ったり歩いたりするための能力が低下して、将来、介護が必要になるリスクが高くなります。いわゆる**ロコモティブ・シンドローム（ロコモ）**の状態です。

「ロコモティブ」とは英語で「運動の」という意味。関節、筋肉、腱などの運動器を示す言葉です。運動器にトラブルを抱えて生活に支障をきたしやすいということ。寝たきり予備軍ともいえます。現在、コロナ禍で外出を控えることによって運動機能が衰え、ロコモが悪化しているとも指摘されています。

関節や筋肉は健康寿命を延ばすための鍵ですが、関節は筋肉よりも先に動かなくなると考えています。関節が老いるとはどういうことかというと、関節が固まってしまうこと。つまり、可動域がなくなっていくことを意味します。関節そのものをスムーズに動かせないと、たとえ筋肉があったとしても体を動かすことができません。**関節が可動域を保ち滑らかに動く〝関節寿命〟**をできるだけ延ばしておきたいものです。

人生100年時代の今、好きなことをしてアクティブに生活するためには、関節寿命を延ばす＝健康寿命を延ばす、ことが大切なのです。

Part 2

1日1分!
「ひざトレ」で
痛みが消える

ひざ痛は99%、完治できる！

このPartでは、ひざ痛で私のクリニックにいらっしゃった患者さんの99%に効果があった「ひざトレ」を紹介しています。大きな負荷をかけずに関節を曲げたり伸ばしたりする運動、腰にアプローチする運動など、「ひざトレ」12の運動です。この中のどれかひとつの運動を1日1分行うだけ。どれもひざの柔軟性や可動域を取り戻すためのもので、筋トレのような大きな負荷を体にかけることはありません。

まずはひざトレ1のひざを伸ばす運動からスタートしましょう。そしてひざトレ2のひざを曲げる運動へ。毎日行うことで、きちんと伸ばす、きちんと曲げるという動きができるようになります。運動で関節を動かすと5～6時間はその可動域がキープできるといわれます。紹介した運動のいずれかひとつを毎日行うことで効率よくひざの柔軟性を保つことができます。

「ひざトレ」実践のルール

- 毎日1種目は実践し、最低3週間は続ける
- ひざの痛みがある人はひざトレ1とひざトレ2からスタートするとよい
- ひざの痛みがない人はどの運動を行ってもOK
- 1日の回数は守る
- 運動はイタ気持ちいいと感じる程度の刺激で行う
- 入浴後、就寝前、起床時に行うのが効果的だが、仕事の合間に行ってもいい
- ケガなど急性の痛みがある場合は行わない

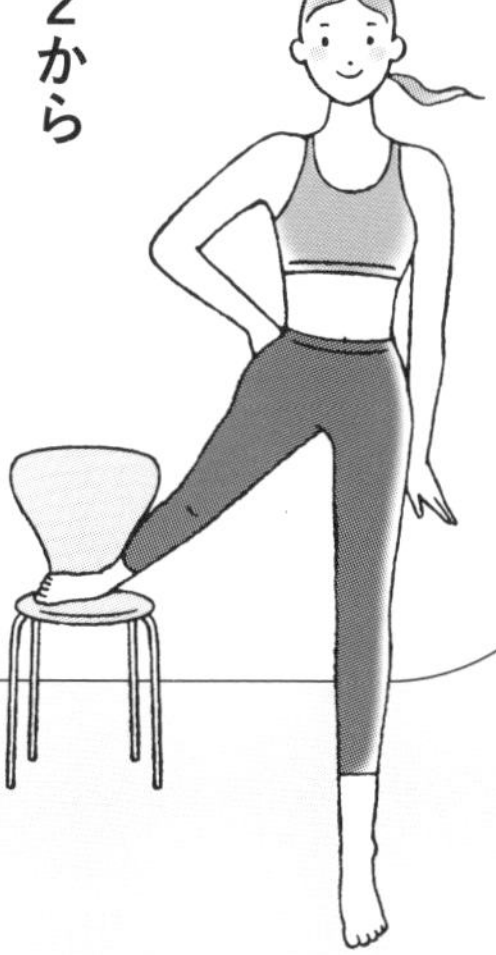

ひざトレ

1

ひざを最大限に伸ばして曲げ癖を直す
ひざ押しストレッチ

みなさん、今の自分のひざをちょっと見てください。立っている座っているにかかわらず、ひざは少し曲がっていませんか？　ピンとまっすぐに伸ばしている人はほとんどいないはずです。Part1でも解説したように、多くの場合、ひざが痛い人は無意識にひざが曲がり、可動域が狭くなっているのです。

それを改善するのがひざを伸ばすこの運動。最初に取り組んでいただきたい、最も簡単で手軽なセルフケアです。手を使ってひざを押し伸ばしながら曲がったひざを矯正します。ゆっくり押していきイタ気持ちいいレベルで行ってください。

歩行中や座り続けているときに、ひざの痛みが出た際に行っても効果的です。外で行う場合は、階段や公園のベンチなどを活用するといいでしょう。

痛むほうのひざだけでなく、ひざ痛の予防にもなるので両方行っていただきたいですね。毎日行うことでひざが柔軟になりしっかり伸びるようになります。

両脚を開いて、右脚を椅子や平台などにのせ、右ひざをまっすぐに伸ばす。右手をひざのやや上方にのせ、体重をかけるようにして、ひざに対して垂直に押し込み30秒キープ。脚の力は抜き、太腿から足首まで一直線にし、ひざの裏側がピンと伸びているのを感じて。反対の脚も同様に行う。

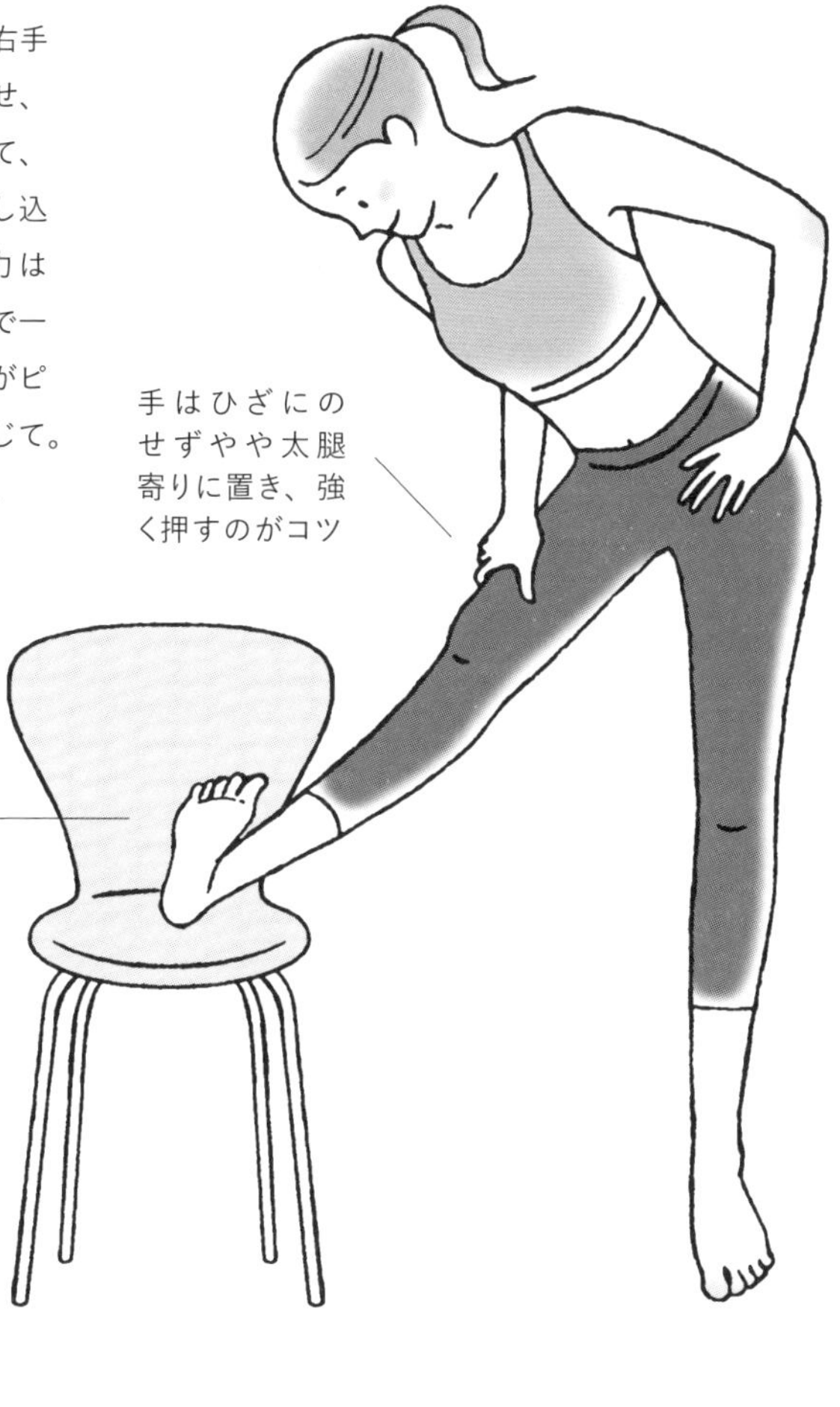
手はひざにのせずやや太腿寄りに置き、強く押すのがコツ
つま先を内側に向けながら行う

回数の目安
1日
1〜3回

椅子や平台の高さの目安は、立ち姿勢でひざの高さと同じくらいに。

ひざトレ 2

入浴ひざ曲げエクササイズ

ひざを最大限に曲げて可動域を広げる

ひざを極限まで曲げる運動も痛み改善には不可欠です。この運動のポイントはひざを温めながら行うという点。入浴によって関節や筋肉の血行がよくなるので、関節の硬さがほぐれ、痛みも感じにくくなります。

また、体を温めることで関節部分にある滑膜の血行もよくなり、関節軟骨などへの栄養補給もスムーズになります。

お風呂の温度は少しぬるめの39度に。42度以上だとひざに炎症が起きている場合は悪化させてしまうリスクもあるからです。少し体が温まったら運動スタートです。慣れてきたら湯の浮力を活用して、30秒ほどの正座に挑戦してみてもいいでしょう。

私のもとにいらっしゃる患者さんにもこの運動を実践していただいています。最初のうちは少し痛くても続けることで「ラクに曲げられるようになった」という方が多く、水中ウォーキングなどよりもずっと効果的です。

湯船につかり、両手を左右のすねに当て、太腿を胸元に引き寄せる。かかとがお尻に近づくくらいひざを曲げたら、つま先を向かい合わすようにして両ひざ下を内側にひねって30秒キープ。

回数の目安
毎日
入浴時に
行う

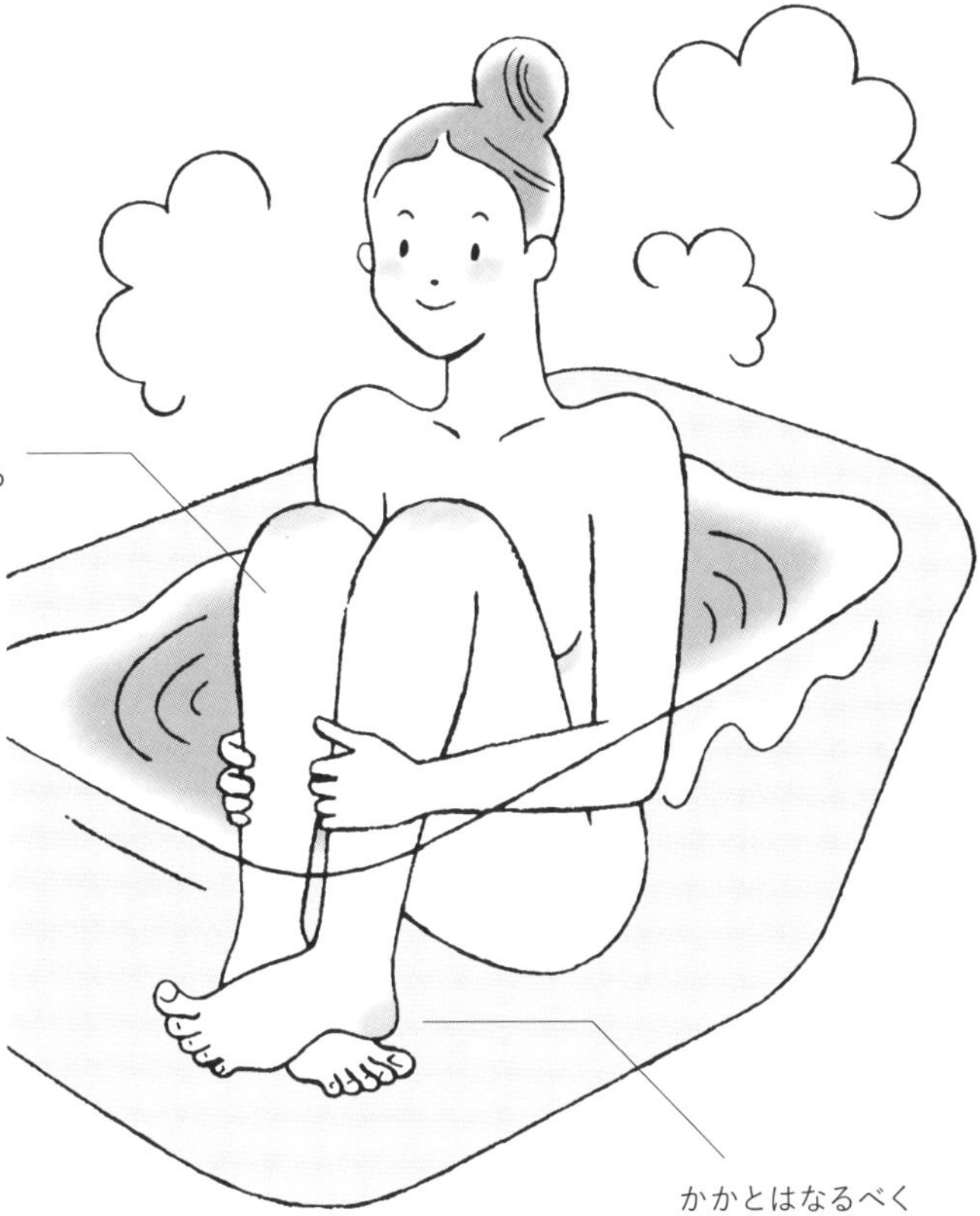
ひざ下を
内旋させる
かかとはなるべく
お尻に近づける

ひざトレ

3

ひざのテニスボールストレッチ

関節内の骨同士の引っかかりを解消

ひざに痛みがあるときは、ひざ関節内の骨の引っかかりがあります。関節内のスペースを広げそれを矯正するのがテニスボールを使うこの運動です。私の独自の治療法である「関節包内矯正」をみなさんができるように簡易化したものです。

左ページのように行えば、ちょうどいい具合に伸ばしながら曲げることができます。テニスボールを押しつぶすように、ゆっくりひざを曲げていきます。ひざの関節を構成している大腿骨と脛骨の間を引き伸ばすようなイメージを持つといいでしょう。ちなみに、筋肉のストレッチではないので、何回も繰り返し行う必要はありません。

私の患者さんの中には、1回行っただけで引っかかりがとれ、変形性膝関節症の痛みがとれてしまったという例も。

ひざ痛持ちの人の多くは腰痛持ちです。「腰のテニスボールストレッチ」（50ページ）も一緒に行い、ひざと腰の両方のケアに取り組めば痛みのない体に！

1 床に座り、左ひざを軽く曲げ、テニスボールをひざの裏の中央に当てる。

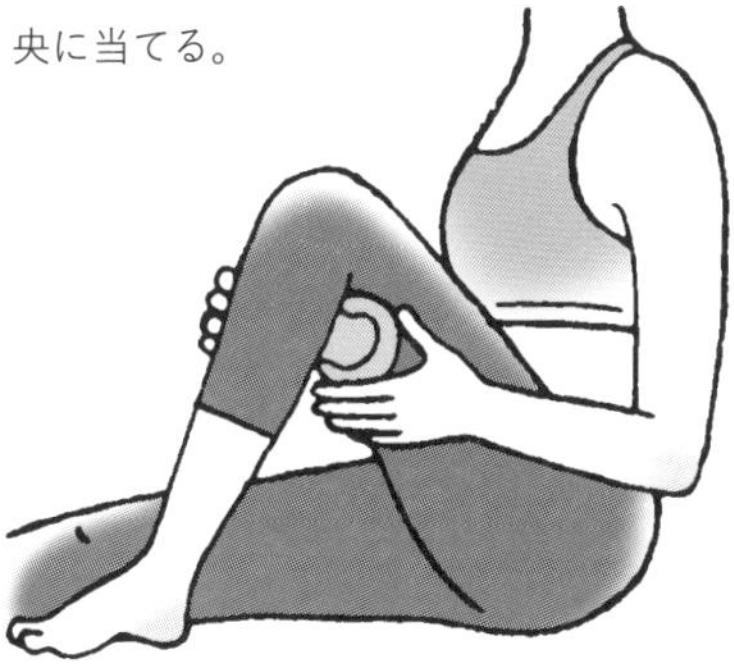

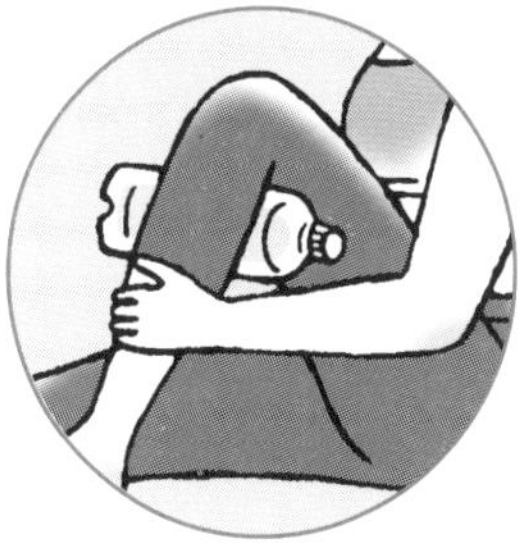
テニスボールが
ないときは
ペットボトルで

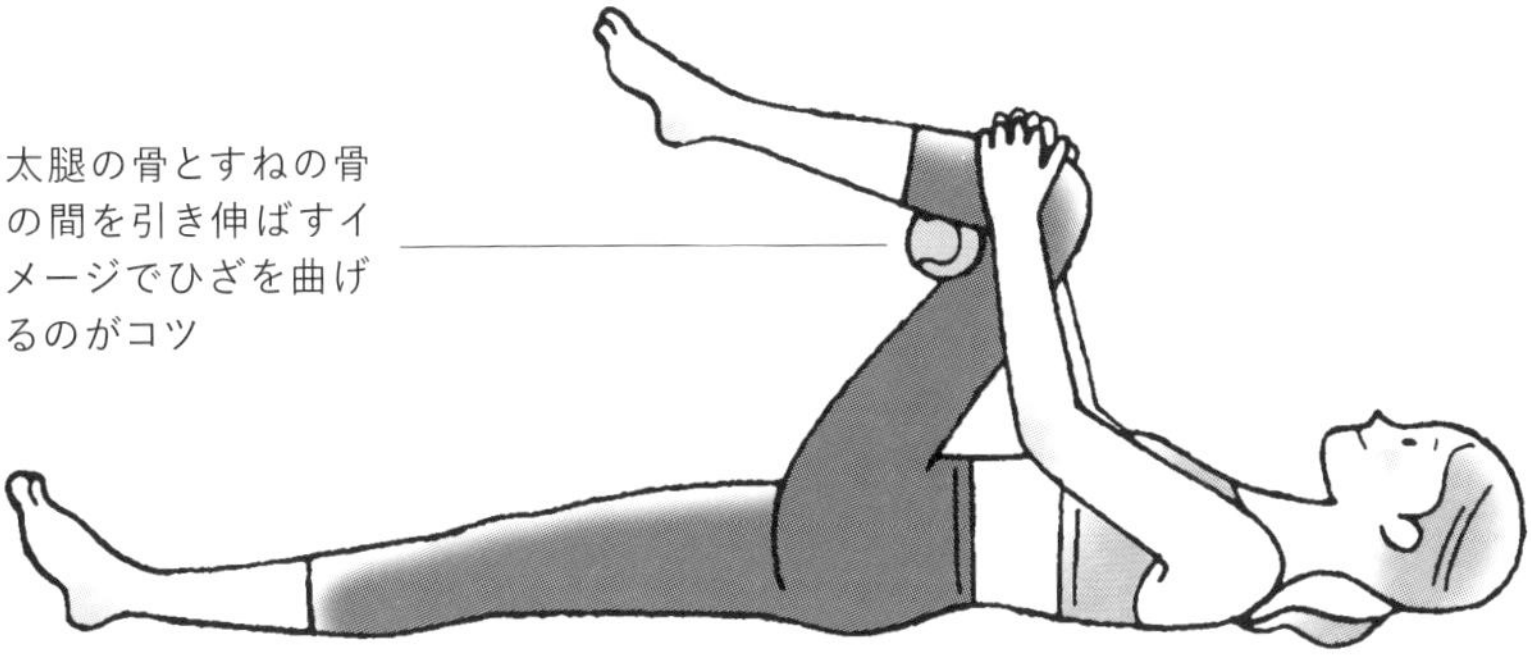
太腿の骨とすねの骨の間を引き伸ばすイメージでひざを曲げるのがコツ

2 両手を組んで左脚のすねに当て、ゆっくり左脚を抱え込むようにひざを曲げる。テニスボールの位置がずれないように注意。そのまま仰向けに寝て、ひざを曲げた状態で30秒キープ。右脚も同様に行う。

回数の目安
1日
1〜3回

ひざトレ

4

ひざまわりのねじれを改善する

ひざ下内旋ひもストレッチ

ひざがねじれなければ変形性膝関節症にもなりませんし、ひざ痛にもなりません。ひざのねじれをとることは痛みの予防につながります。ひざのねじれをとる運動がこれです。

ひざのねじれは悪い姿勢からも起こります。姿勢が悪くなるとひざが曲がります。するとひざは横に揺れて不安定になるので、体は下腿（ひざ下）を大腿骨に対して外側にねじって（外旋）バランスをとろうとします。ひざがねじれ、ひざのお皿が外側に向いた状態になります。

この段階では痛みはないので本人は気づきませんが、これが長期間続くとひざを曲げることができなくなり、そのうち関節が固まって痛みにつながります。

この運動で、ひざ下を内旋させながら、ひざをしっかり伸ばすことで、ねじれを改善。ひざ関節内の重心のかかり方の偏りが解消されて関節が噛み合うようになります。痛みがある場合はその緩和になります。

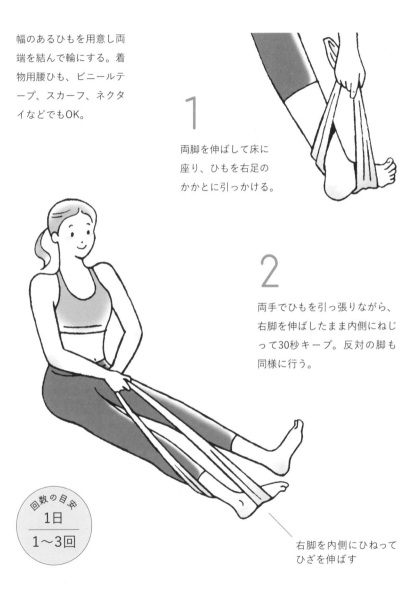

幅のあるひもを用意し両端を結んで輪にする。着物用腰ひも、ビニールテープ、スカーフ、ネクタイなどでもOK。

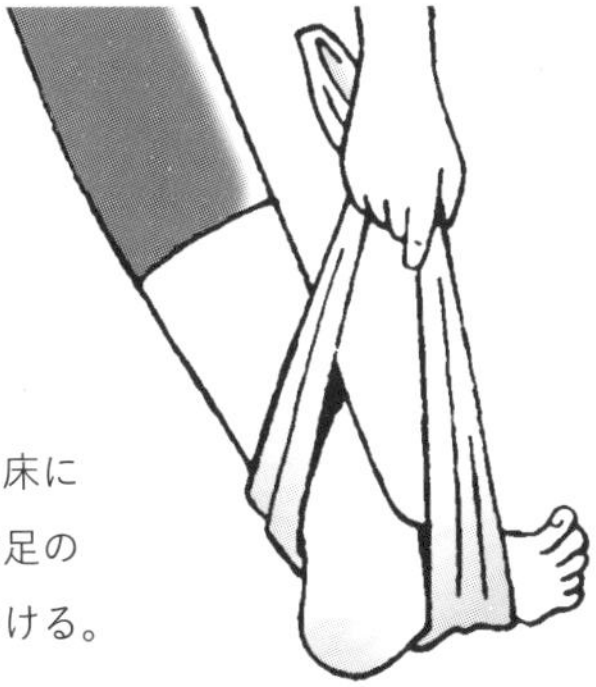

1

両脚を伸ばして床に座り、ひもを右足のかかとに引っかける。

2

両手でひもを引っ張りながら、右脚を伸ばしたまま内側にねじって30秒キープ。反対の脚も同様に行う。

回数の目安
1日
1〜3回

右脚を内側にひねってひざを伸ばす

ひざトレ 5

お皿揺らし

関節のスムーズな動きをサポート

ひざの前についているお皿のような骨が膝蓋骨です。

この運動はひざのお皿を上下左右に動かしたり、回転させるような刺激を与えたりして、ひざの関節内のスペースを広げてひざの可動域を広げます。さらに、関節液の循環をよくして関節内のすみずみまで行き渡らせる作用があります。

では、関節液の循環はなぜ重要なのでしょうか。関節液は、軟骨や半月板の修復に必要な酸素や栄養素を運んでいます。さらに関節のスムーズな動きをサポートする潤滑油の役目もあるので、痛みの抑制にも効果を発揮します。

変形性膝関節症はスタートペインといって、動作を始めた瞬間にひざが痛む特徴的な症状があります。椅子から立ち上がるとき、布団から起き上がるとき、歩き始めのときなどです。

こうした動き始めの痛みの緩和にこの運動は最適です。床や椅子に座ったままできる運動なので、すぐに取り組めます。

回数の目安
1日
1～3回

1

床に座りひざをやや曲げて左脚を伸ばし、両手の親指と人差し指の腹をお皿の骨（膝蓋骨）の縁に当てる。

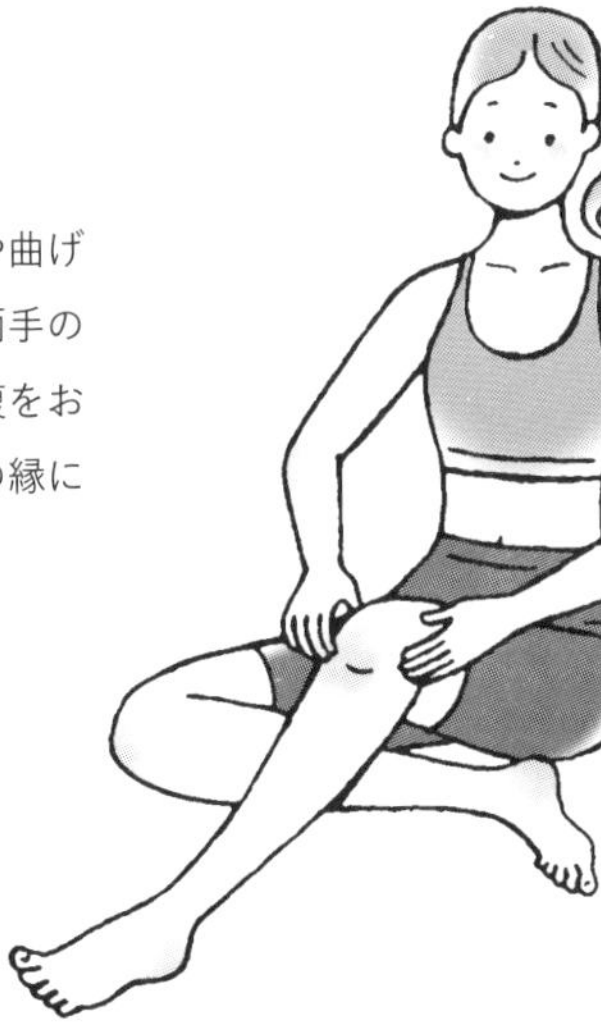

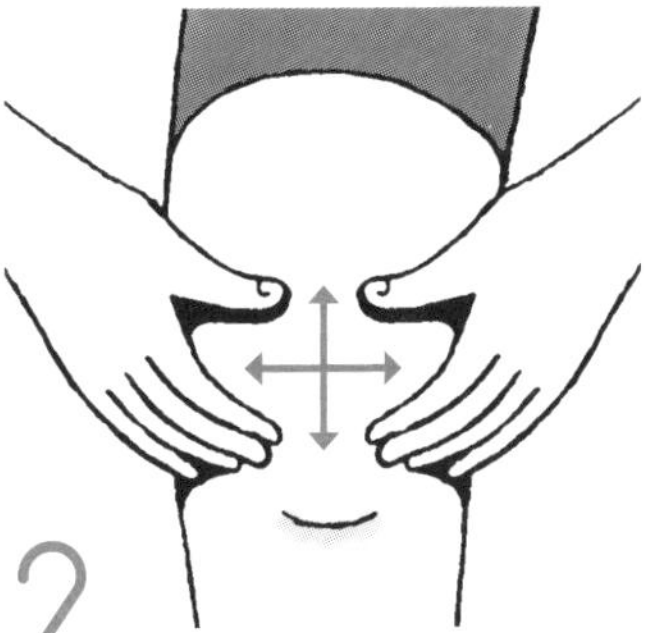

2

30秒ほど、上下左右に動かす。

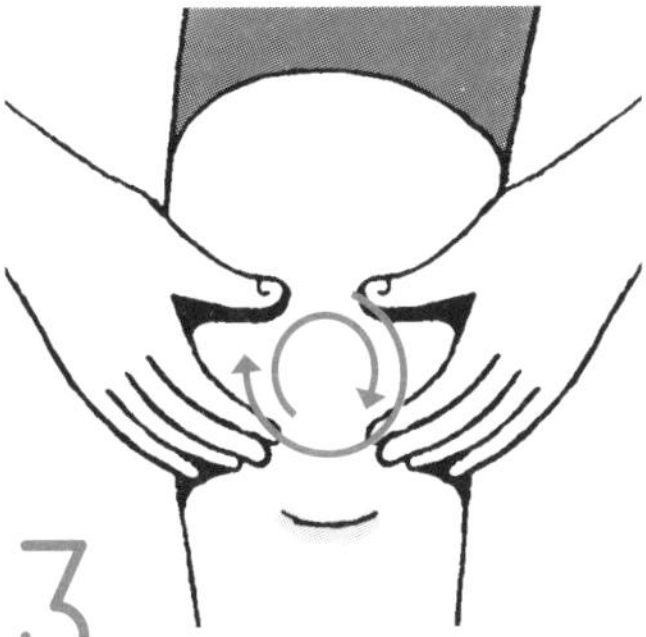

3

さらに30秒ほど、お皿の骨を回転させるように動かしたり、お皿の骨を浮かすように動かしたりする。右脚も同様に行う。

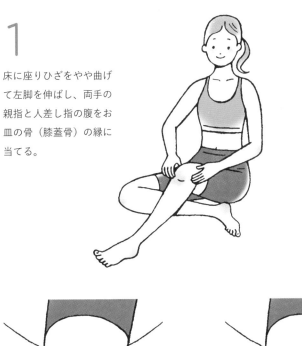

ひざトレ 6

太腿サイド伸ばし

靭帯の緊張をほぐして柔軟性を高める

ひざ痛といっても、痛む場所や不調が出やすい場所や範囲はさまざまです。このエクササイズはひざの外側が痛いという人に特におすすめです。

ひざの外側の痛みは、腸脛靭帯《ちょうけいじんたい》の柔軟性の低下により引き起こされます。腸脛靭帯とは骨盤からすねにかけて太腿の外側を通る長い靭帯。この靭帯が硬いとひざを曲げるときに骨とこすれ合い、炎症を起こし痛みを感じるのです。長時間のランニングを行うと見られる症状なので、「ランナーひざ」とも呼ばれています。

この運動は太腿の横を通る腸脛靭帯のストレッチです。腸脛靭帯をほぐして柔軟性を高めれば、ひざの骨とこすれにくくなり痛みは緩和します。

現在、痛みがない人でも、加齢や運動不足で靭帯は硬くなるので、この運動は痛みの予防にもなります。

O脚の人もひざの外側の骨が出っ張り腸脛靭帯とこすれやすいとされるので、この運動はおすすめです。

回数の目安
1日
1～3回

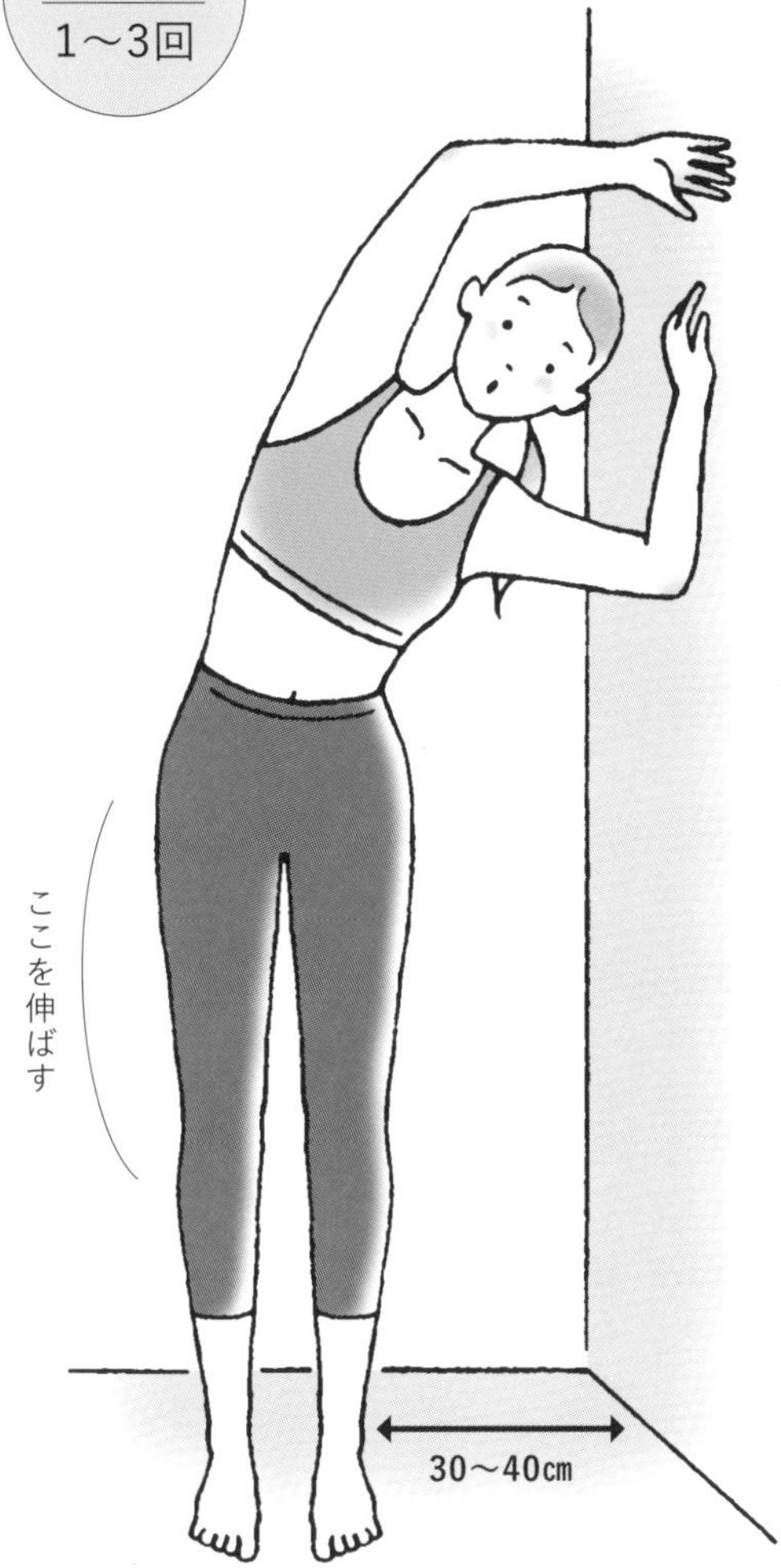

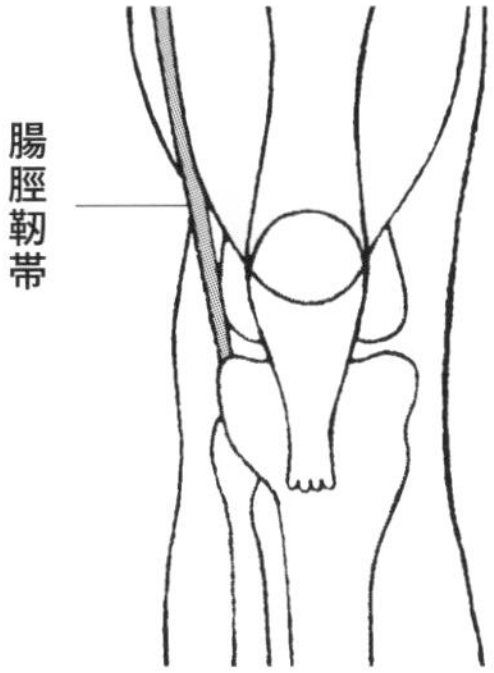

骨盤からひざ、すねにかけて太腿の外側を通る長い靭帯。

左の体側が壁側にくるように壁から30～40㎝ほど離れて立ち、両手を頭上に伸ばし、上体を左に倒して両手を壁につけ30秒キープ。右太腿の横が伸びているのを感じて。反対側も同様に行う。

ひざトレ 7

太腿伸ばし

太腿前の筋肉を伸ばしてひざの伸びを感じる

太腿の前の筋肉（大腿四頭筋《だいたいしとうきん》）は体の中で一番強い筋肉です。

ひざ痛を改善したり、予防するためには、ひざを支える大腿四頭筋の柔軟性を維持することはとても大切。大腿四頭筋の中のひとつ、大腿直筋に主にアプローチするのがこの運動です。

大腿四頭筋は膝蓋靭帯でひざのお皿とつながっています。大腿四頭筋が硬くひざが常に曲がった状態だと、大腿直筋が収縮し、膝蓋靭帯が引っ張られ続けて痛みにつながります。ひざのお皿の上あたりに痛みを感じるもので、変形性膝関節症の人に多く見られます。

このストレッチを続けることで大腿直筋を含め大腿四頭筋の柔軟性が高まり、機能が回復。無意識にひざを曲げてしまう癖を矯正することにもなります。

また、大腿直筋は骨盤につながっています。この筋肉を活性化することで、骨盤まわりが整うので、全身の姿勢の改善にもつながるというメリットもあります。

背中側に布団やクッションを置く。左右のひざを曲げて正座になり、少しずつ上体を後ろに傾けて布団に背中をつけ、太腿の前を伸ばして30秒キープ。左右の脚を同時に行うのが難しい人は片脚ずつでもOK。

回数の目安
1日
1〜3回

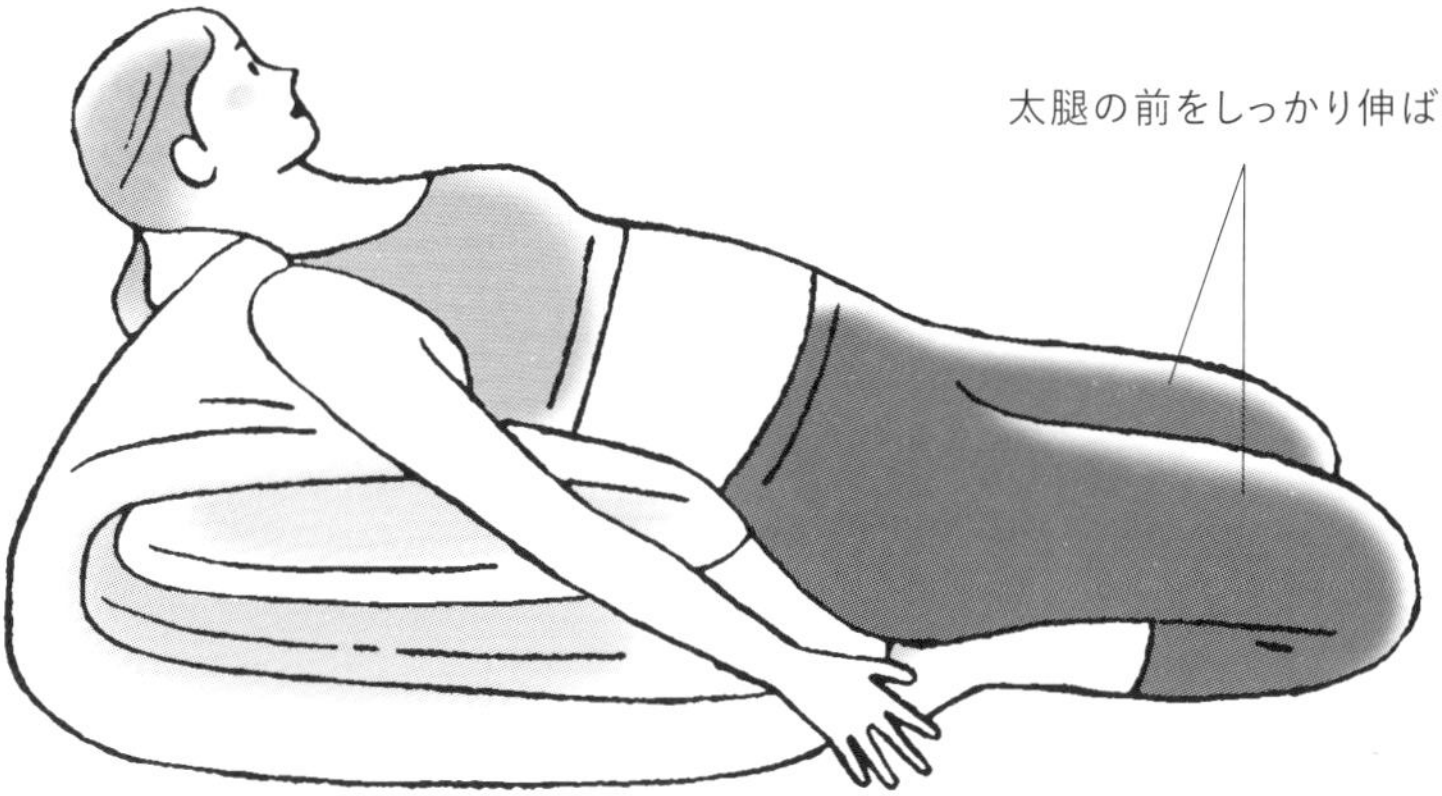

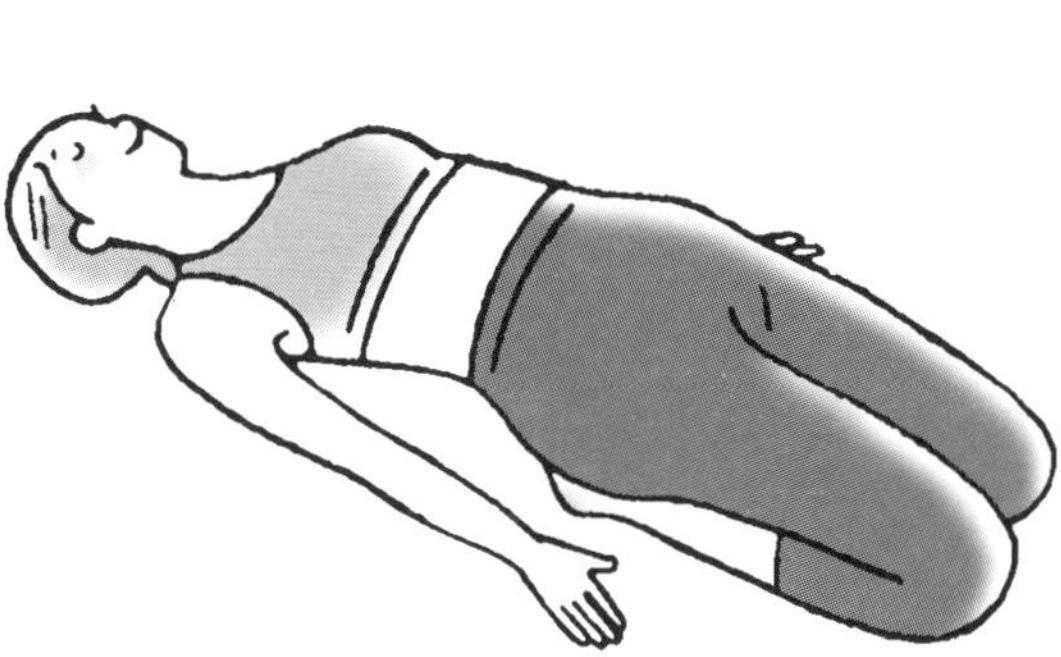

上級者編

柔軟性のある人は布団などを使わず、左右の肩を床につけて行う。

ひざトレ

8

ひざ内側の筋肉を目覚めさせて安定させる

両脚クッションはさみ

運動不足は変形性膝関節症につながることはすでにお話ししましたが、長年の運動不足で衰えやすいのが脚の筋肉です。

中でも一番影響を受けるのが大腿四頭筋のひとつ、内側広筋。この筋肉はたとえば、電車が急停車して踏ん張るときに使われる筋肉といえばイメージしやすいかもしれません。ただし、日常生活では意識しないと使われないだけに、たいていはいつも眠っている状態。それを目覚めさせるのがこの運動です。

なぜ内側広筋が眠った状態だとひざ痛になるのか？　内側広筋が働かないとひざが外側に引っ張られてO脚になり、ひざの内側の大腿骨と脛骨で構成される関節のスペースが狭くなります。すると内側の軟骨や半月板がすり減り、痛みにつながってしまうのです。

この運動で内側広筋を使う感覚が身に付けば、日常生活でも常に内側広筋が働く状態に。ひざ関節をよい状態に維持し痛みにつながるリスクを下げるのです。

回数の目安
1日
1〜3回

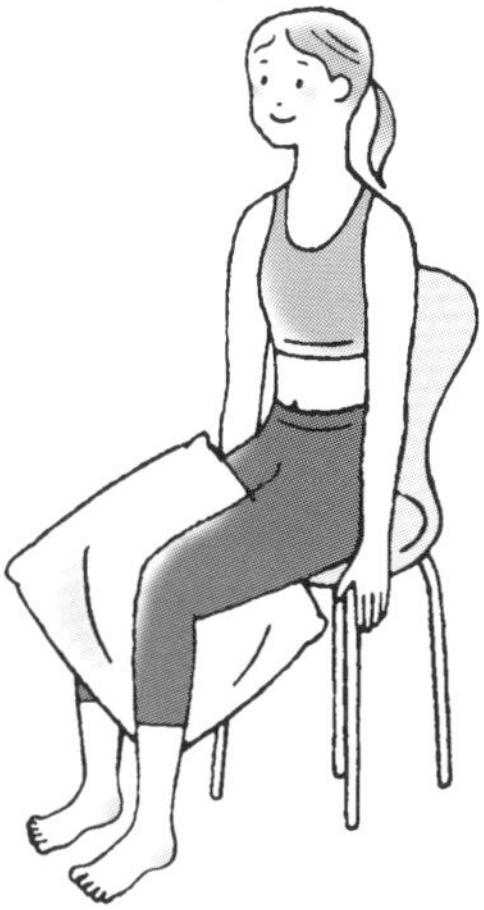

1

クッションは厚めでなるべく弾力のあるものを使用する。両脚を肩幅に広げて椅子に座り、両ひざでクッションをはさむ。

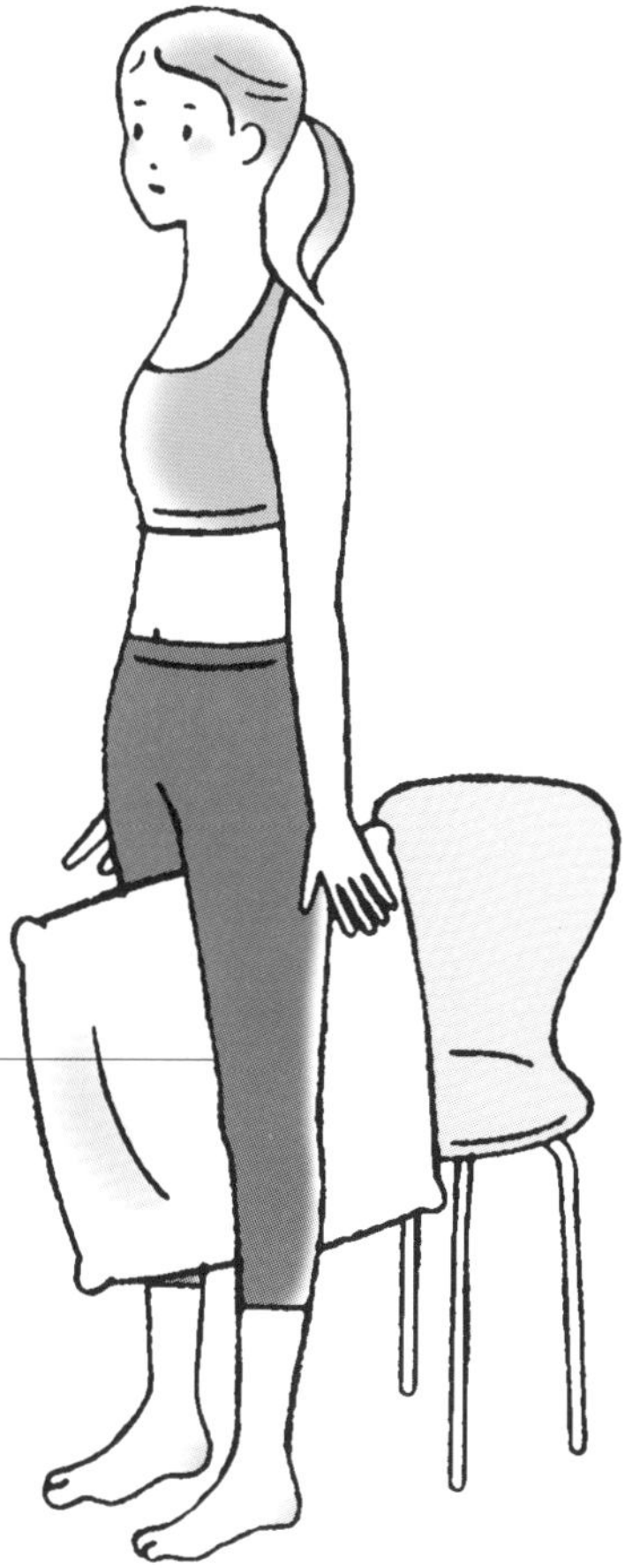
両ひざ上の太腿の内側の筋肉（内側広筋）を意識して

2

クッションを落とさないように両脚をしめながら立ち上がり30秒キープ。足裏の内側に軽く力を入れるとひざの内側を意識しやすくなる。

ひざトレ 9

腰のテニスボールストレッチ

腰の動きをよくしてひざへの負担をなくす

ひざ痛持ちの人はほとんど腰痛を併せて持っています。ひざの関節と腰の関節は密接に関係しているということは前述したとおりです。ですから、ひざ痛改善には、腰（骨盤）のケアも大切です。

仙腸関節《せんちょうかんせつ》をケアするのがテニスボールを使ったこのエクササイズです。

腸骨と仙骨の間にある縦に長い仙腸関節は、前後左右にほんの数ミリしか動きません。このわずかな動きがクッション役となり、体の重みや外部からの衝撃を受け止めています。この機能が十分に働くことでひざへの負担は軽減されます。

この運動をすることで仙腸関節の引っかかりがなくなります。すると腸骨が広がり、仙骨が自由に動けるようになりクッション機能は回復。重心バランスが崩れにくくなり、ひざへの負担を軽減。痛み緩和や予防につながるのです。

私のところにひざ痛で来院された患者さんの中には、仙腸関節のケアだけで痛みがとれたというケースもあります。

テニスボール2個をガムテープでつなげる。
畳やフローリングなどの硬めの床で行う。

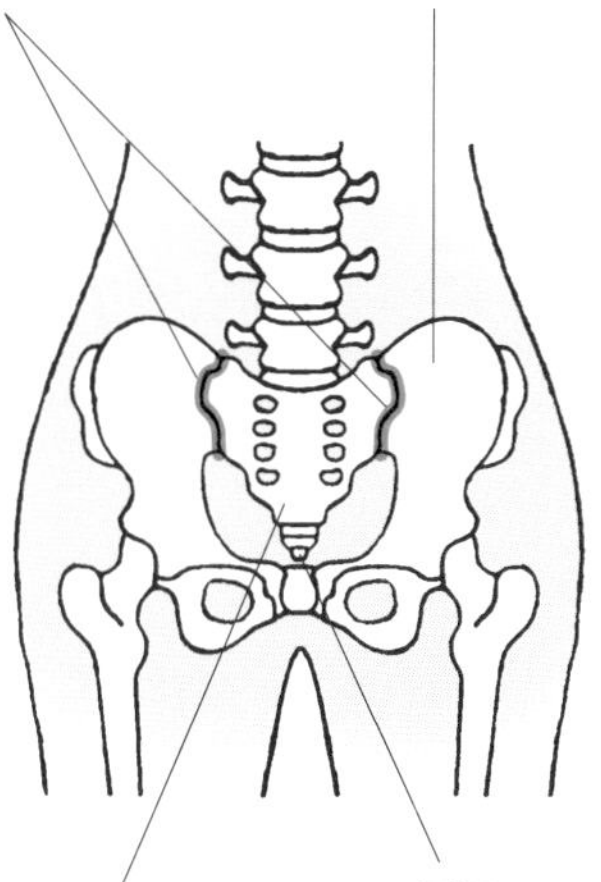

テニスボールの
位置はここ！

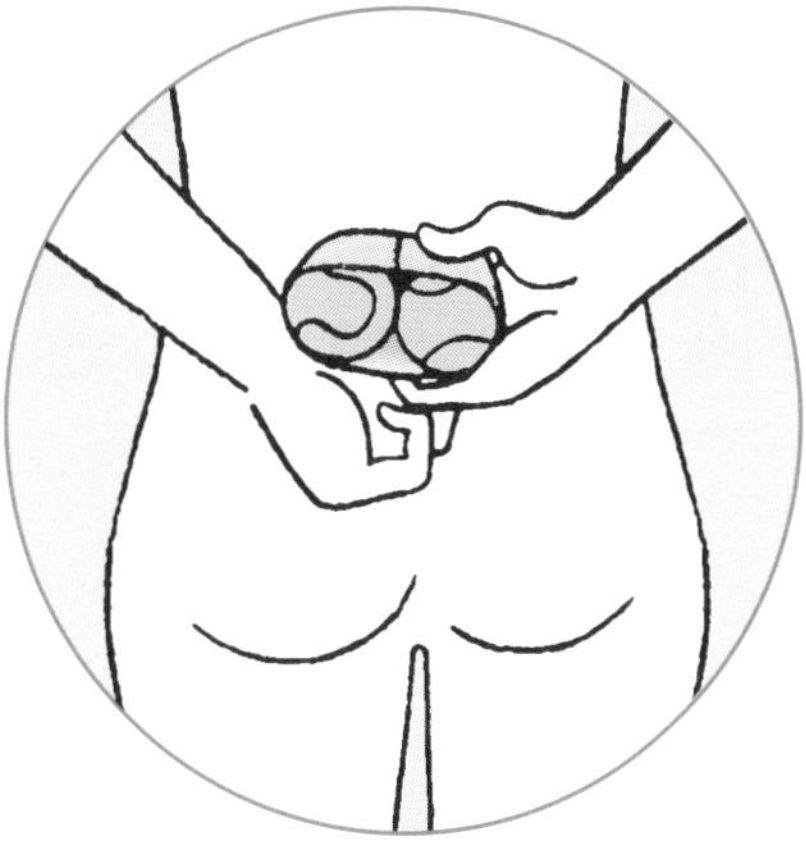

尾骨に握りこぶしを当て、その上にテニスボール２個の左右中央がくるようにする。

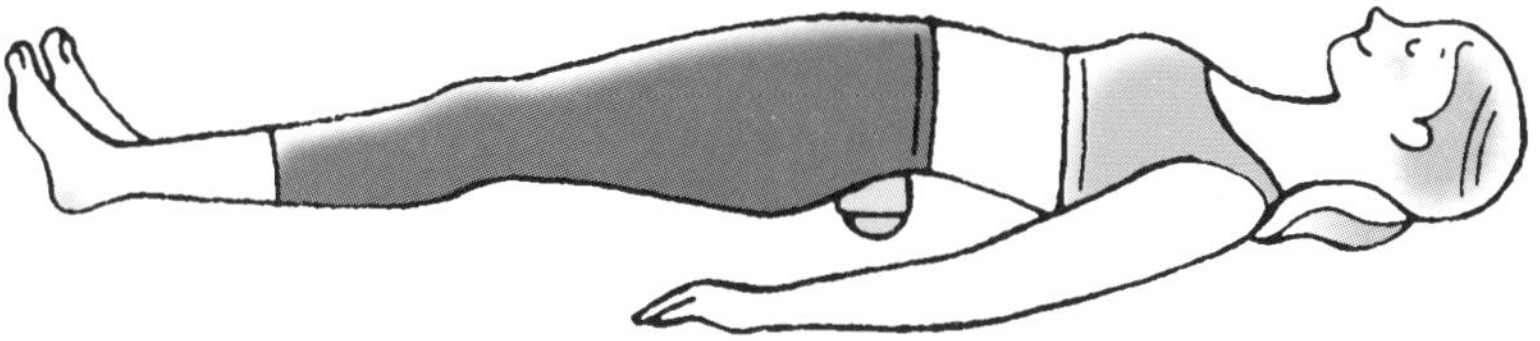

仙腸関節にテニスボールが当たるようにして、仰向けになり１～３分キープ。

回数の目安
1日
1～3回

ひざトレ

10

仙腸関節ストレッチ

骨盤を整えて体の後ろ側を活性化する

姿勢の悪化は変形性膝関節症につながります。このとき起きているのが、骨盤が後ろに傾き、ひざが曲がるという姿勢。体の後ろ側が衰えている状態です。

そこで骨盤を整えて、体の後ろ側を活性化するのがこのエクササイズです。

ひざ裏を伸ばすように脚を斜め後ろに伸ばし、仙腸関節を押すことで関節の引っかかりをなくして整えます。するとひざがしっかり伸び、骨盤が立って背すじが伸びて姿勢がよくなります。

仙腸関節はもともと前後左右にほんの数ミリしか動きません。このわずかな動きが戻ることで、重心がとりやすくなり、ひざに余計な負担がかからなくなるためひざ痛の軽減になります。

脚を前に出しやすくなるので歩幅は広くなり、歩行もスムーズになります。

長時間の運転やデスクワークの合間など、腰が痛くなったときにも効果的です。痛いほうの側だけでも行うことで、すぐに効果があらわれますよ。

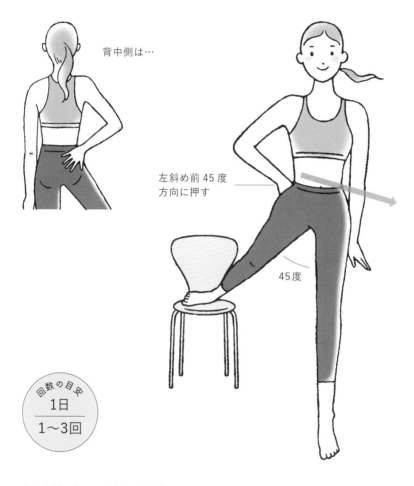

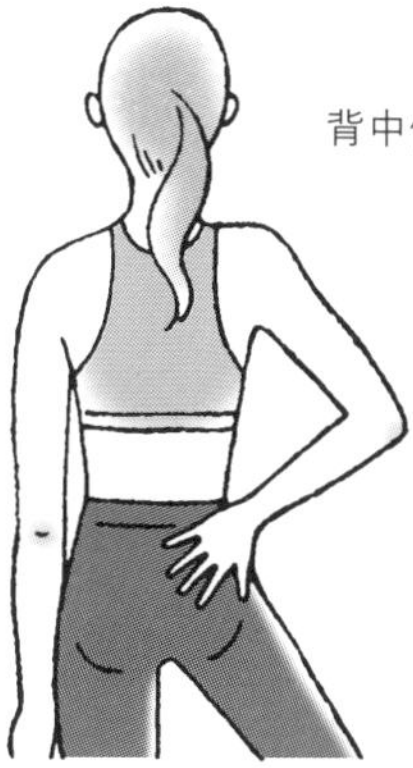

回数の目安
1日
1～3回

右脚を斜め後ろ45度方向に伸ばして椅子などにのせ、右手を右腰に当て左斜め前45度方向に押す。反対側は、左脚を斜め後ろに伸ばして椅子などにのせ、左手を左腰に当て右斜め前45度方向に押す。30秒キープする。左右5回ずつ行う。痛みやしびれが出る側だけでもOK。

ひざトレ

11

腰まわりをやわらかくしてS字ラインを取り戻す
おっとせいストレッチ

姿勢とひざ痛の関係は前述したとおりですが、良い姿勢をキープするには、背骨がきれいなS字カーブを描くことが重要です。腰椎にそのラインを取り戻すための運動がコレ。凝り固まった背中の筋肉の柔軟性も取り戻すことができます。

パソコンでの長時間の作業など、同じ姿勢を取り続けるとつい首が前に出て、背中や腰が丸くなりがちです。骨盤が後ろに倒れるので、背骨のS字ラインは崩れます。こうなると前方へ体重をかける癖がついてしまい、立ち姿勢や歩くときには、体はバランスをとろうとしてひざが曲がります。これではひざへの負担が大きくなるばかりです。

おっとせいのように腰を大きく反らし、筋肉の柔軟性を高めて、腰に柔軟性を取り戻しましょう。「腰のケア＝ひざのケア」と覚えておいてください。

この運動はひざトレ9の「腰のテニスボールストレッチ」と一緒に行うと効果的です。

1 うつ伏せになり、両肘を曲げ、両手のひらを顔の横で床につける。

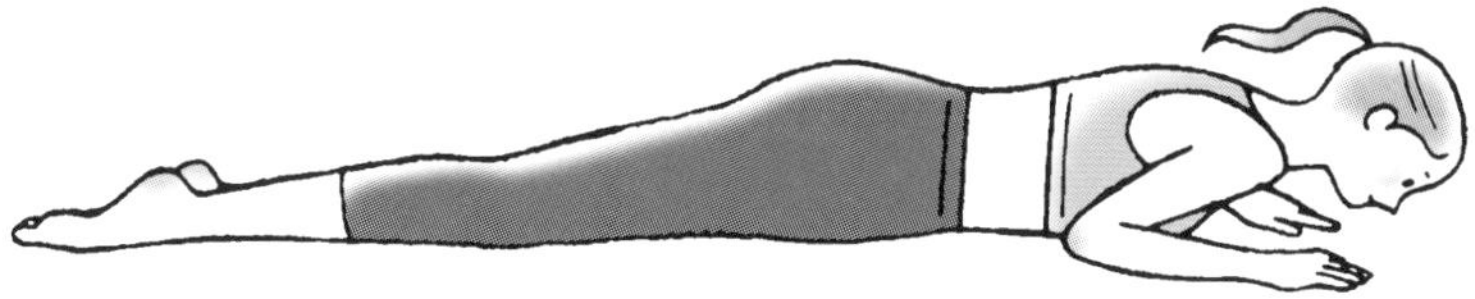

2 両手で床を押して腕を伸ばし上体を起こし、腰を反らして１分キープ。

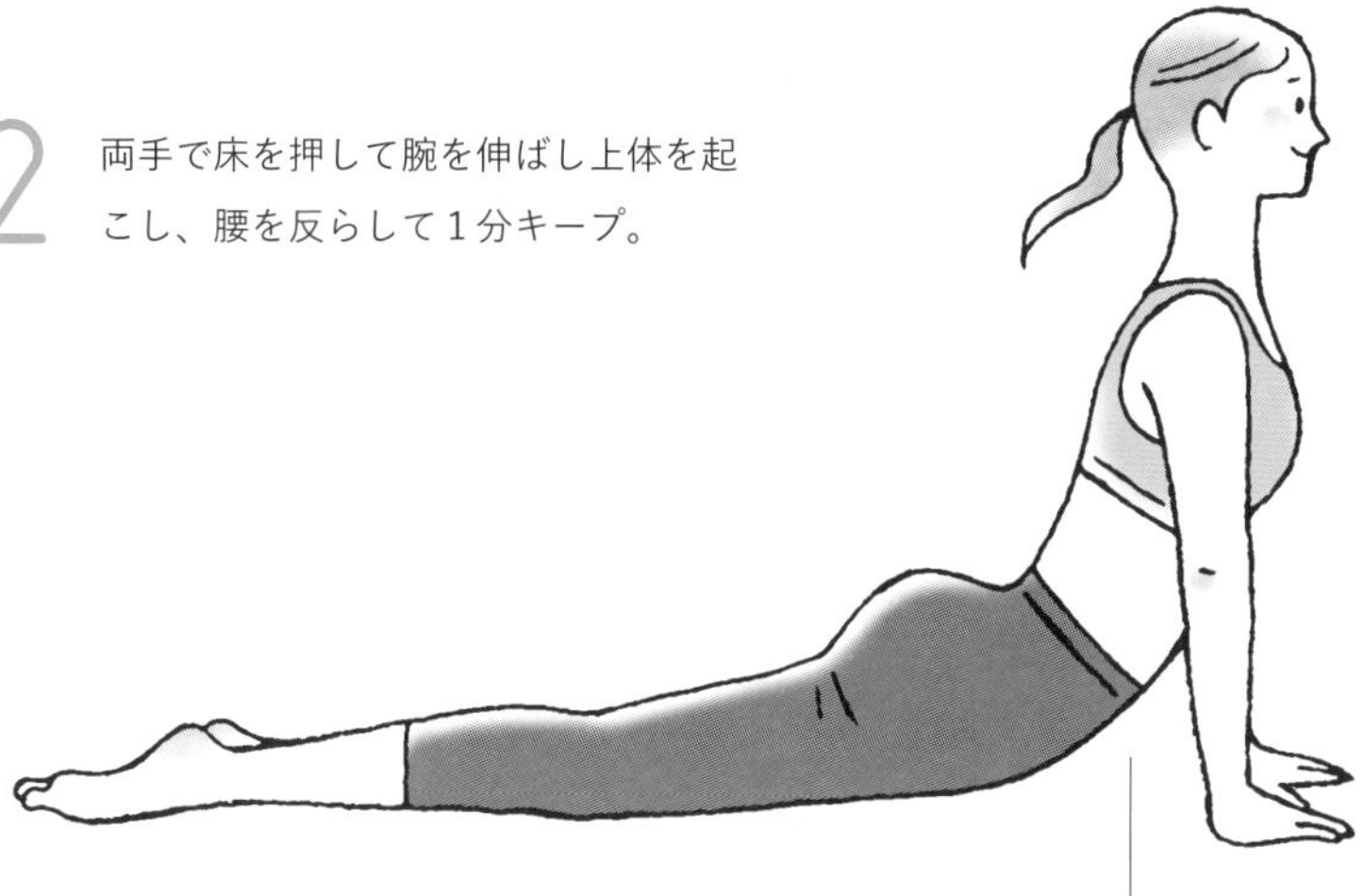

床からおへそが離れるくらいが目安

回数の目安
1日
1〜3回

ひざトレ

12

テニスボールつぶし

足裏横アーチを復活させてダメージを軽減

地面から受ける衝撃を最初に受け取りやわらげてくれるのが足裏のアーチの役目です。実はひざ痛持ちにはこのアーチが崩れている人が少なくありません。

足裏には、土踏まずの縦のアーチと、親指から小指にかけて横のアーチがありますが、横のアーチが失われているケースが目立ちます。こうなるとひざへの負担が大きくなるばかり。ひざに大きなダメージを与えてしまい痛みを悪化させることになります。また足の中指の付け根にたこができたり、外反母趾などに悩まされたりすることにもなるのです。

足裏の筋肉や靭帯を活性化させ、失われたアーチを復活させるのがこの運動です。足元のバランスを取り戻すことでひざ痛予防につなげます。

アーチが崩れるのは、足指を使わなくなったことが一因です。ですから、足指に力を入れながら行いましょう。足裏マッサージにもなり全身の血行促進にもつながります。

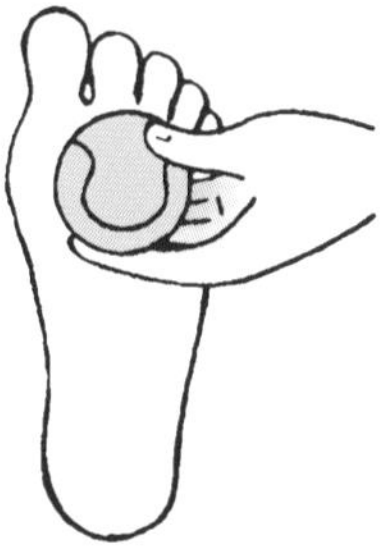

1

フローリングや畳など硬めの床に裸足で立ち、テニスボール１個を左足の土踏まずの上の部分に当てる。

回数の目安
1日
1〜3回

2

椅子などに軽く右手を添え、左足指を曲げ思いきりボールをつぶすようにして、徐々に左脚に体重をかける。ボールがずれないように30秒キープ。反対の足も同様に行う。

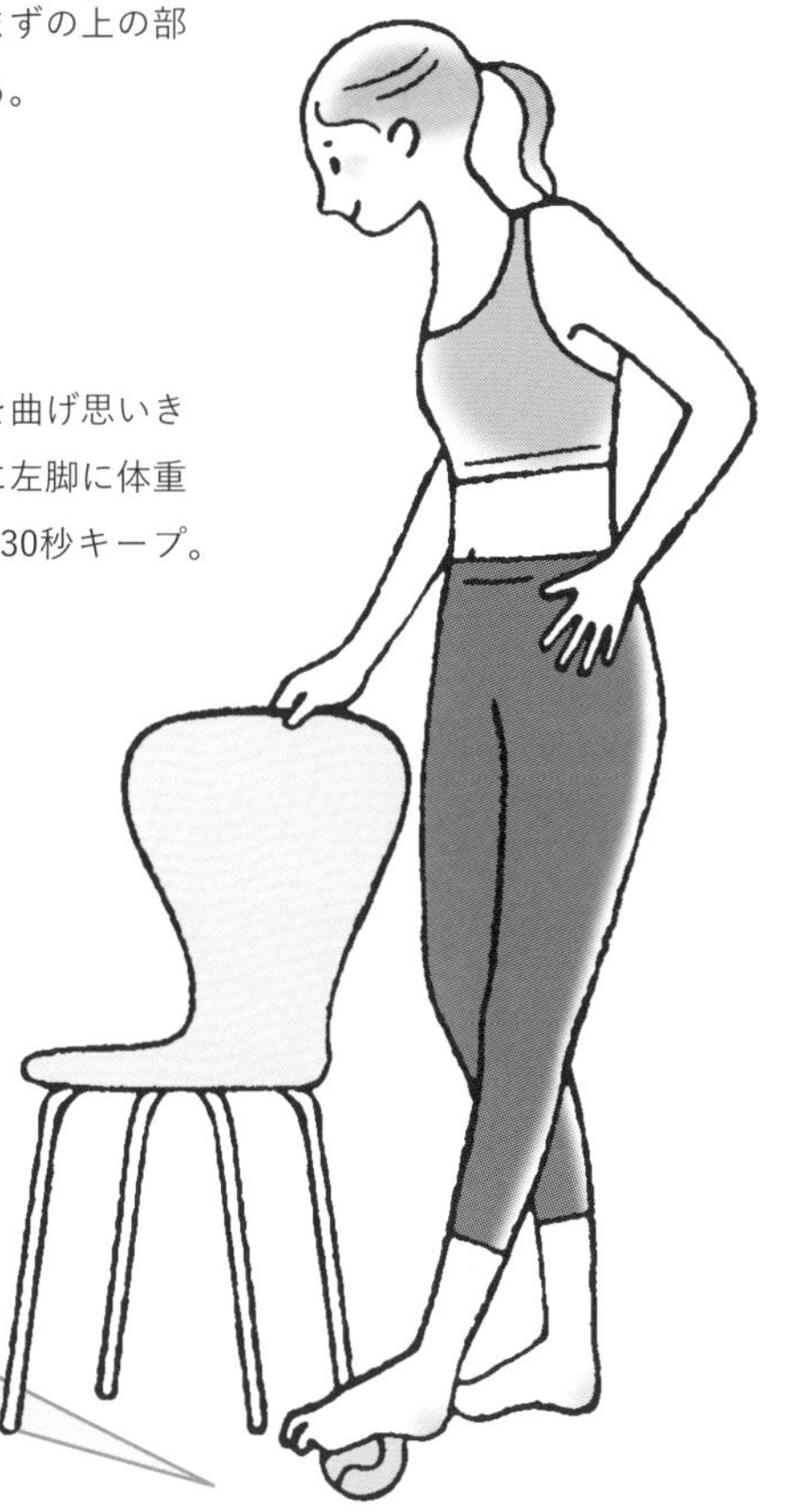

床方向に足指に力を入れテニスボールを握りつぶすようにする。

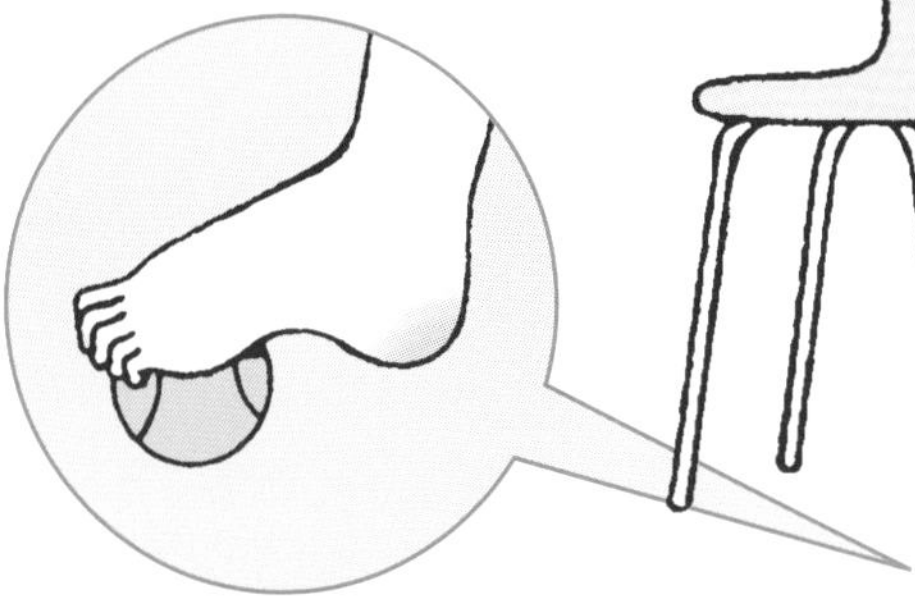

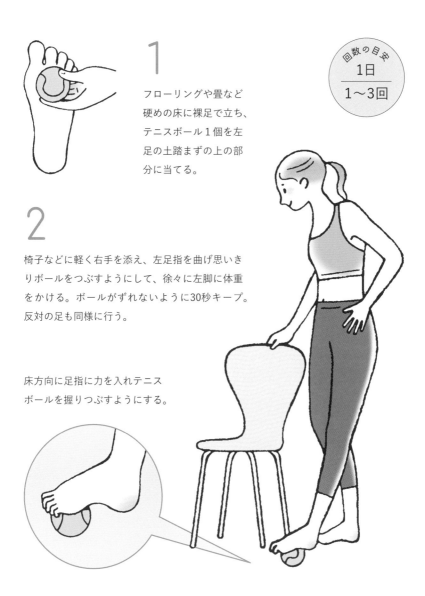

Part 3

本当に
痛みが消えた
「ひざトレ」
体験記

Case 1

北原真紀子さん（仮名・65歳）の場合…

階段を下りるときのつらい痛みがストレッチと歩くことでたった3週間ほどですっかり消えました！

昔からインドア派だったのですが、年齢を重ねるに従いますます外出する機会が減ってきました。買い物に行った際、ビルの階段を下りるときにいつも痛むようになったのです。そのままだましだまし過ごしていたのですが、痛みがひどくなって病院へ。変形性膝関節症と診断されました。

筋トレをすることになり、ドクターから教えてもらったトレーニングは、椅子に座った状態で足首に重りをつけ、その脚を上げ下げするというものでした。もともと運動が苦手だったことやこの筋トレをしても痛みがおさまらなかったこともあり、ひと月も続きませんでした。

でも、ひざの痛みをなんとかしたい、と知り合いに紹介していただいたのが酒井先生です。テニスボールを使ったひざのセルフエクササイズなどいくつかストレッチを教えていただき取り組みました。どれもラクにできたのがよかったです。ひざの痛みが少しずつなくなり、3週間ほどでひざ痛から解放されたのです。嬉しかったです。また、先生からは少しでも歩くことが大切だと言われていたので、こまめに出歩くようにもなりました。

変形性膝関節症は自分で治すことができるんだと実感しました。

Case 2

山岸輝夫さん（仮名・73歳）の場合…

ひざの水を抜いても
繰り返していた痛みが
消えてびっくり！
今は毎日ウォーキングを
楽しんでいます

70歳を過ぎた頃からひざが痛くなって……これは年齢のせいだから仕方がない。でもこのままではいけない、筋力が落ちているからに違いない！　と、ひざが痛いのを我慢して、毎日ウォーキングをすることに。歩けば筋肉がついて痛みが消えると思ったのです。しかし、ウォーキングを続けても改善の兆しも見えないばかりか、痛みが増して、ひざがどんどん腫れてきました。

これはだめだ！　と病院を受診。ひとまずひざの水を抜くことになりました。直後は、ひざの腫れも引いて痛みはなくなり、立ったりしゃがんだりの動作もスムーズになり、やった！　治った！　と思うのですが、日数がたつとまたぶり返して痛くなり、また水を抜く……そんなことの繰り返しでした。

別の方法はないかと、たまたま行ったのが酒井先生のところでした。先生のお話では、筋力をつけるよりも痛みを軽減することが先決、無理なウォーキングはやめること、とのこと。その日はひざと腰の施術をしていただいたのですが、治療後、痛みがほとんど消えてびっくり！　その後は先生のところに定期的に通いながら、教えていただいたひざのセルフ運動を実践。現在、痛みはほとんど感じなくなり、ウォーキングを楽しめるようになりました。

Case 3

南 春江さん（仮名・45歳）の場合…

ひざの曲げ伸ばし
運動を毎日実践！
1か月ほどで動きが
よくなり、3か月後には
ラクになりました

最初は、なんかひざの動きが悪いなあという感じだったのですが、放置していたらだんだん曲げるときに痛みを感じるようになりました。昔から外反母趾もあったのでそれも原因かなあと……こうして酒井先生のクリニックを受診することに。先生のお話から、足裏の状態とひざ、靴もひざに関係があることを知りました。私はハイヒールやミュールをよく履くのですが、歩き方の癖で重心が偏っていること、また足裏のアーチが崩れていることがひざ痛の原因だったようです。

そこで、毎日行うようにと教えていただいたのが、ひざを伸ばす・曲げるというセルフ運動でした。最初はひざに引っかかりがある感じがして、曲げ伸ばしするときもこわごわで、ゆっくり行っていました。ひざも少し痛かったので思いきり伸ばしたり、曲げたりできなかったのです。

でも、1か月くらいしたらひざの痛みはなくなり、曲げ伸ばしがスムーズにできるようになって驚きました。その後もセルフエクササイズを続けたところ、2～3か月でひざの痛みがなくなり、外反母趾の痛みも軽減。通勤では足がラクに、営業で長時間歩いてもひざが痛くならず助かっています。

Case 4

高梨奈緒子さん（仮名・32歳）の場合…

「ポキッ」という音は
ひざトラブルのサイン。
自宅で簡単にできるので
1か月続けたら
音がしなくなりました

ひざを曲げてしゃがみこんだときに、ひざがポキッと鳴るので少し気になっていました。ただ、ひざの痛みはなかったので大丈夫だろうと思っていたのですが、頻繁に音が出るのを心配した親のすすめもあり、酒井先生のクリニックへ行くことになりました。

ひざから出る音は、太腿の筋肉の腱が硬くなっていてそれがひざの関節に当たって出ているということ。そして、放置すれば腱がダメージを受けて炎症を起こす可能性があること。さらに、関節内のスペースが狭くなり軟骨がすり減るリスクもあることなどを教えていただきました。ひざの音の正体を知って、放置しておかないでよかったと思いました。

そして、実践したのは、ひざの曲げ伸ばしと太腿のストレッチでした。ひざの曲げ伸ばしはお風呂の中で、ストレッチはお風呂から出た後に行うようにしました。運動は苦手ですが、家で簡単にできるものなので気軽に取り組めました。1か月ほど続けると、ひざを曲げても音がほとんどしなくなったのです。痛みが出る前に対処できてよかったです。それに、将来なるかもしれないひざのトラブルを回避できたと、親も喜んでいました。

Case 5

平 順子さん（仮名・53歳）の場合…

注射をしても
治らなかったひざ痛。
ひざトレのおかげで
動きがスムーズになり
腰痛もラクになりました

ひざ痛で近所の病院に行ったところ、変形性膝関節症が始まっていると診断され、ヒアルロン酸注射での治療をすることになったのです。最初は注射の直後からひざの動きがスムーズになったのですが、数日たつと再びひざを動かしにくくなり、痛みもぶり返して……痛みがなくなることはありませんでした。このまま続けていいのだろうか。酒井先生のところを訪れたのは、なにか打開策が欲しかったからです。

先生といろいろ話すうちに、私のひざの痛みは、大腿直筋と内側広筋の腱に起きた炎症だということがわかりました。また、姿勢が悪く腰痛持ちだったことも、ひざ痛と関係があることを知ったのです。先生からは、ひざ伸ばし運動、太腿のストレッチ、テニスボールを使った腰の運動をするように言われたので毎日実践することに。すると10日目くらいからひざの動きがスムーズになり、痛みもなくなったのです。

痛みとは一生付き合うのかなあと思っていただけにびっくりです。仕事はデスクワークなので、座るときの姿勢にも気を付けるようにしたら、腰痛も軽減したので嬉しかったですね。

Case 6

河野千賀子さん（仮名・60歳）の場合…

ひざの曲げ伸ばし
がつらく、
進行していたO脚も
ひざ痛の
原因でした。
でもセルフケアを
続けたら、
痛みはなくなり、
脚もまっすぐ
キレイに！

Case 7

大黒 清さん（仮名・65歳）の場合…

ひざの水を抜いてもらっても、
根本的な痛みの解消に
ならないと、体操や姿勢の
改善などセルフケアを取り入れ、
水を抜くのはきついと
感じたときだけに。
すると3か月後には
腫れや痛みはなくなり、
準備していた杖も
必要なくなりました！

Part 4

「ひざ痛」を予防・改善するセルフケア生活術

小さなケアの積み重ねでひざを守る

変形性膝関節症は長い時間をかけて徐々に進行していきます。ですから、日常生活において、ひざにいい習慣やひざに負担をかけない動作を積み重ねることができれば、ひざ痛の予防効果もぐんと高まります。

まず、気を付けてほしいのが姿勢です。変形性膝関節症は悪い姿勢をとり続けることから始まる——これはＰａｒｔ１で解説したとおりです。日本人の座り時間は世界で最も長いといわれています。長時間のオフィスワークを強いられていることが原因かもしれません。座るのは仕事での椅子ばかりではなく、通勤通学では電車やバスの座席に座りますし、家ではソファーや床にだって座りますよね。なるべく正しい姿勢で座ることで、首や腰への負担が減り、結果的に変形性膝関節症のリスクを減らすことになります。スマホやパソコンも姿勢を悪くする要因です。前かがみにならず、なるべく視線が水平になるように画面を見るようにしたいもの。日常の家事にもひざへの負担をかける動作がひそんでいます。掃除機をかけたり、キッチンで洗いものをするとき、背中が丸くなったり、前かがみになったり、ひざをひねる動作をしていませんか。体幹が曲がる姿勢になるとひざが曲がり、ひざへの負担が増えるので気を付けましょう。そのほか重い荷物を持ったときも姿勢を崩しがちです。左右のバランスが崩れ、前傾姿勢をとりがちになるので、関節への負担が大きくなります。私は通勤などで毎日重い荷物を持つ人にはリュックをおすすめしています。

そして、日常生活ではひざにラクをさせすぎてはいけません。買い物などなるべく歩くようにする、あるいはウォーキングの時間をとってしっかり歩く――とにかくひざを動かすこと。これがひざの可動域を維持し、広げることになります。

次ページから、ひざの健康を守るために日常生活で気を付けたいことを紹介していきます。できることを取り入れてひざをいたわる生活を実践していきましょう。

生活術 1

長時間の座り姿勢を見直す！骨盤を立て背すじが伸びた姿勢に

ひざ痛は姿勢の悪さが引き金となって起こるといっても過言ではありません。現在、コロナ禍によるテレワークの普及で座る時間も長くなっています。腰への負担が増えて腰痛を抱える人も多くなっているようです。Ｐａｒｔ１で紹介したように腰痛とひざ痛は関係があるので、座り方を見直して腰痛を予防することは、ひざをいたわることになります。

気を抜くと、左ページ下のような姿勢になっているのでは。これは曲がった腰椎に上半身の重さが集中するため腰を痛める悪い姿勢です。正しい座り方は深く座って骨盤を立て、その上に背骨がくるようにすること。スマホを使うときはうつむいて背中が丸くなりがちなので、スマホを顔の位置まで上げて操作するようにしたいものです。

座りっぱなしはひざまわりの血行が悪化するなど、ひざにはマイナスです。１時間に１回は立ち上がり、ひざを伸ばしたり、曲げたりして動かしましょう。

「良い姿勢」と「悪い姿勢」

正しい座り方

骨盤が立つので腰に負担がかからない。ひざへの悪影響も少ない。

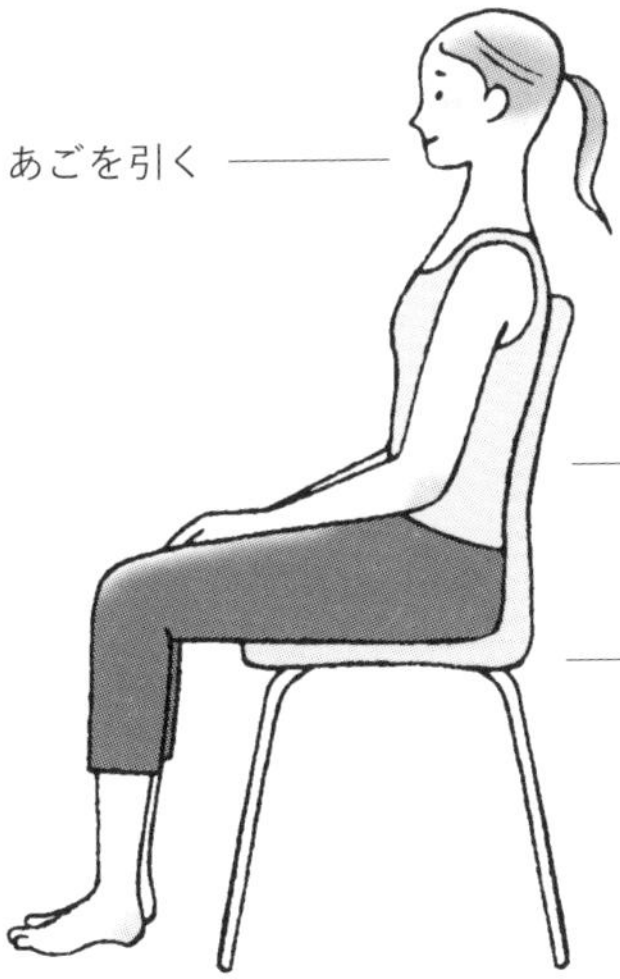
あごを引く
背すじはまっすぐ伸ばす
椅子にお尻と腰を当て深く座る

悪い座り方

骨盤が倒れるので腰の負担になり、ひざ痛にもつながる。

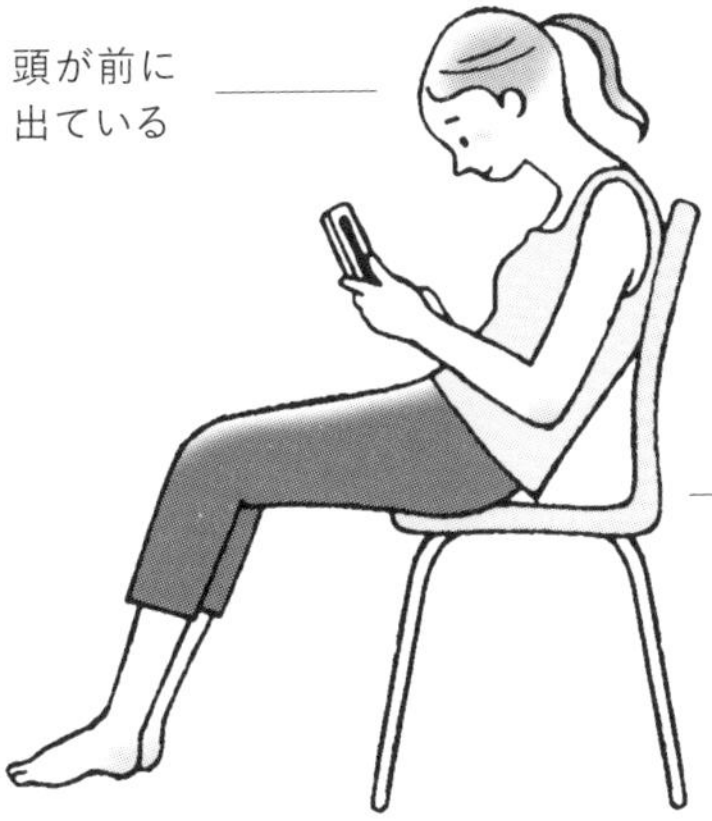
頭が前に出ている
座り方が浅く、背中や腰が曲がっている

生活術 2

歩くことはひざ痛予防に不可欠！ひざを伸ばした姿勢を心がけて

歩くことはひざ痛の改善や解消には必要なことです。ひざが痛いので安静にしたほうがいいのでは？　と思うのは間違い。動かさなければ関節はどんどん動かなくなりひざの状態は悪化するだけ。

ひざの健康を考えるなら、自転車を使わずに歩いて買い物に行く、ちょっとした用事は歩いて済ますなど、まずは日常生活の中でこまめに歩く習慣をつけたいものです。ひざ痛の改善が目的なら本格的なウォーキングは必要ありません。

歩くときは時間や運動強度ではなく、歩く姿勢に気を付けましょう。前かがみや猫背はダメ。胸を張り、後ろ脚を蹴り出すときにひざをしっかり伸ばすこと。ひざへの余計な負担が減り、ふくらはぎのポンプ機能が働き、ひざの血行もよくなります。歩くことでひざ痛に関係する太腿の筋肉も強くなるので、ひざが安定して可動域も広がります。

もちろん、正しく歩けば腰痛改善にもなります。

姿勢に気を付けて歩こう

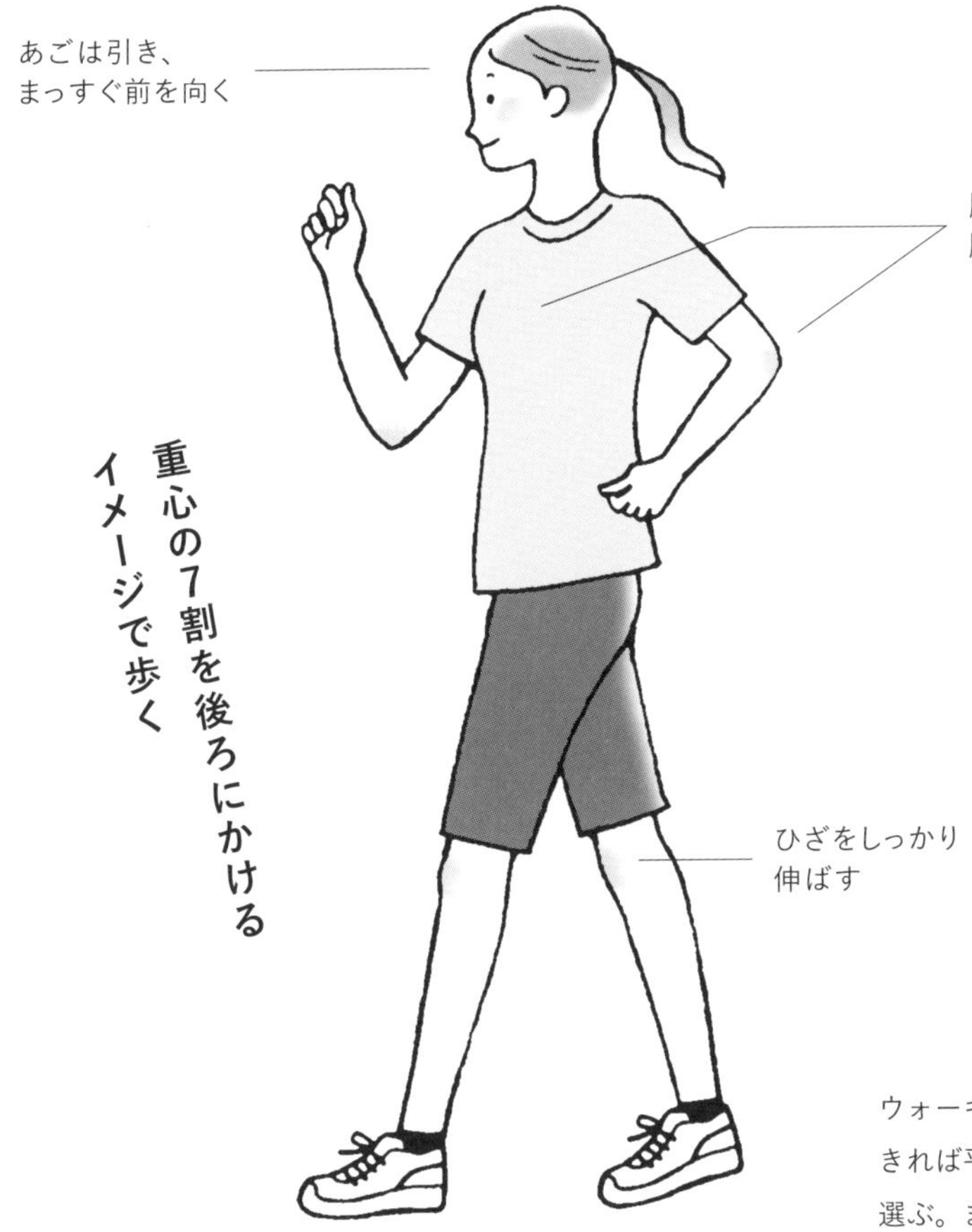
あごは引き、
まっすぐ前を向く
胸を張って
腕を引く
重心の7割を後ろにかける
イメージで歩く
ひざをしっかり
伸ばす

ウォーキングはできれば平らな道を選ぶ。まっすぐ5～10分継続して歩ける道がベスト。

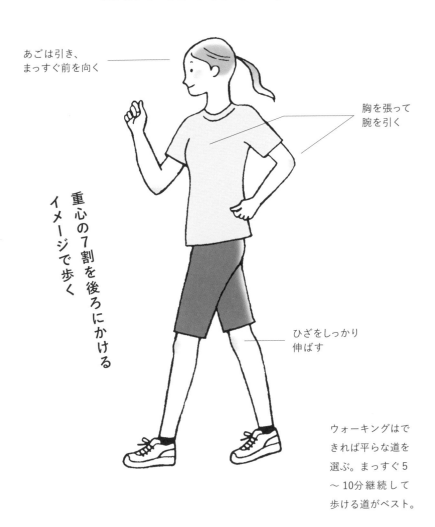

生活術 3

階段はひざへの負担になる！痛みに適した上り下りの方法がある

私は、ひざ痛の有無にかかわらず、無理に階段を使う必要はないと考えています。よく運動不足の解消や脚の筋トレとして階段の上り下りをする人がいますが、それはひざへの負担を増すだけです。

どうしても階段を使う必要があるなら、歩き方に気を付けましょう。ひとつは1段ずつの上り下りです。上りは痛くないほうの脚から1段ずつ上がり、下りは痛いほうの脚から1段ずつ下ります。

このときつま先から下りて、ゆっくりとかかとに体重をのせていきます。

もうひとつは、おへそを痛む脚に近づけながら上り下りする方法です。体は階段に対して正面ではなく斜めに構えることになります。ラクな方法を見つけましょう。基本的には、上りより下りのほうがひざへの負担は大きくなるので、下りるときは特に意識したいものです。

足を階段面に打ち付けるように上ったり下りたりすれば、ひざの負担が大きくなるので気を付けましょう。

生活術 4

サポーターや包帯を上手に活用！巻き方は症状がラクになるように

ひざ痛を抱える方でサポーターを常用している方は少なくありません。サポーターはお皿の部分が出るものがベスト。サポーターお皿以外の部分が圧迫され、ひざが伸びた状態で固定されるので痛みが軽減されます。市販品はそれぞれ巻き方が決まっていますが、それが必ずしも自分に合うとは限りません。その巻き方で効果が出ないなら、逆に巻いてみたり、つけるときの上下や左右を逆にしてみたり……症状がラクになる巻き方を試しましょう。

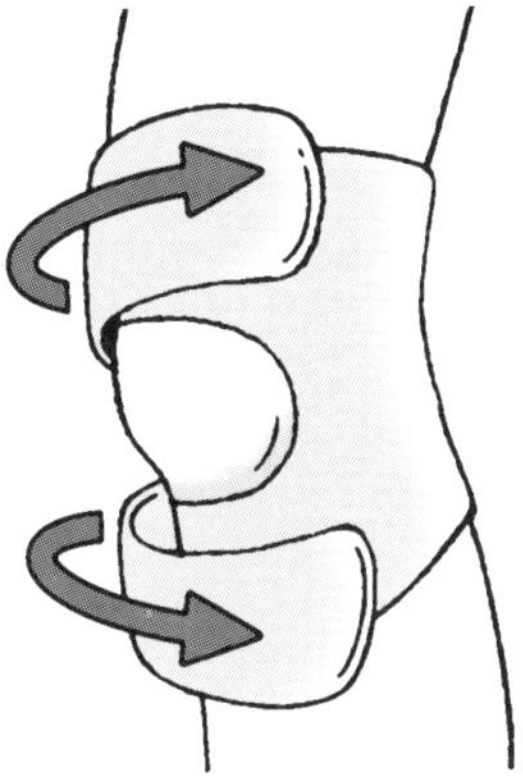

サポーターには左右別のもの、左右兼用のものなどさまざま。最初は説明書どおりに巻き、症状が変わらないようなら逆に巻いても。逆方向から巻いたほうが症状改善に役立つケースもある。サポーターの代わりに包帯で巻いてもいい。痛みが強いときやひざが腫れているときは巻き、調子がいいときは巻かないなど、依存しすぎないように活用したい。

生活術 5

足底板でひざ痛悪化を防ぐ！かかとの減りは新しいものに交換を

ひざ痛持ちでO脚が進んでしまった場合は、足底板《そくていばん》を利用するのも手。O脚はひざの内側の関節が狭くなっているので、足底板を使うことで関節内の軟骨同士がぶつかりにくくなります。いろいろなタイプのものが市販されているので、自分に合った低めのものから使います。

ひざ痛はなくても、靴の裏のかかとの外側が極端にすり減っている人は要注意。靴底の減りに気づいたら買い替えるか、靴底だけでも交換しましょう。

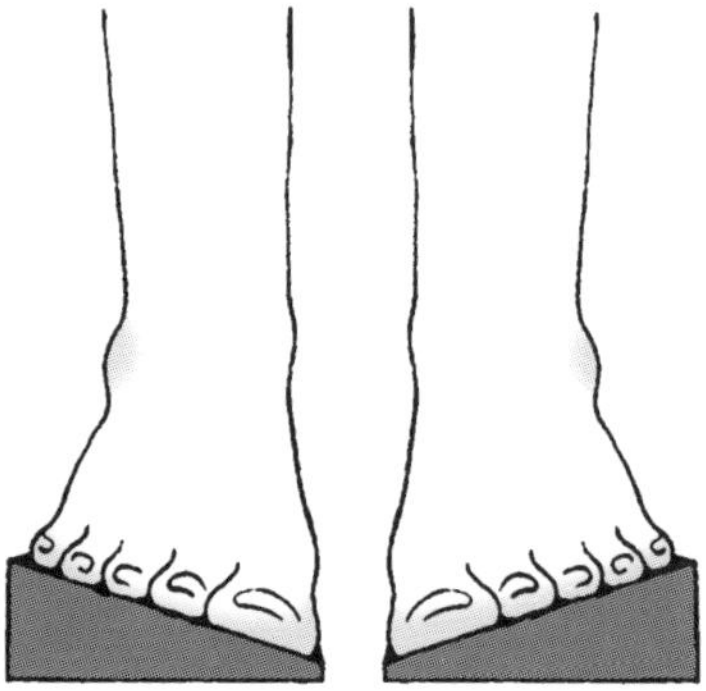

足底板は靴の中敷きとして入れて足の外側を高くする器具。ひざの内側にかかっていた負担を外側に逃がすことで痛みの軽減につなげる。足底板を使うと歩きやすくなる。

生活術 6

立って後ろの物を取るときは要注意！ ひざをねじる動作はしない

ひざを痛める原因は、何気ない日常動作にもあります。たとえば、狭い場所に立っていて、自分の後ろの物を取るときに、ひざを正面に向けたまま上半身だけひねりますよね。これはひざをひねる動きで、半月板に大きな負担をかけます。

また、深くしゃがんだ姿勢から立ち上がるときもそうです。加齢に伴い階段の上り下りでも半月板は傷つきやすくなります。筋力アップのために階段を使うという考え方は改めましょう。

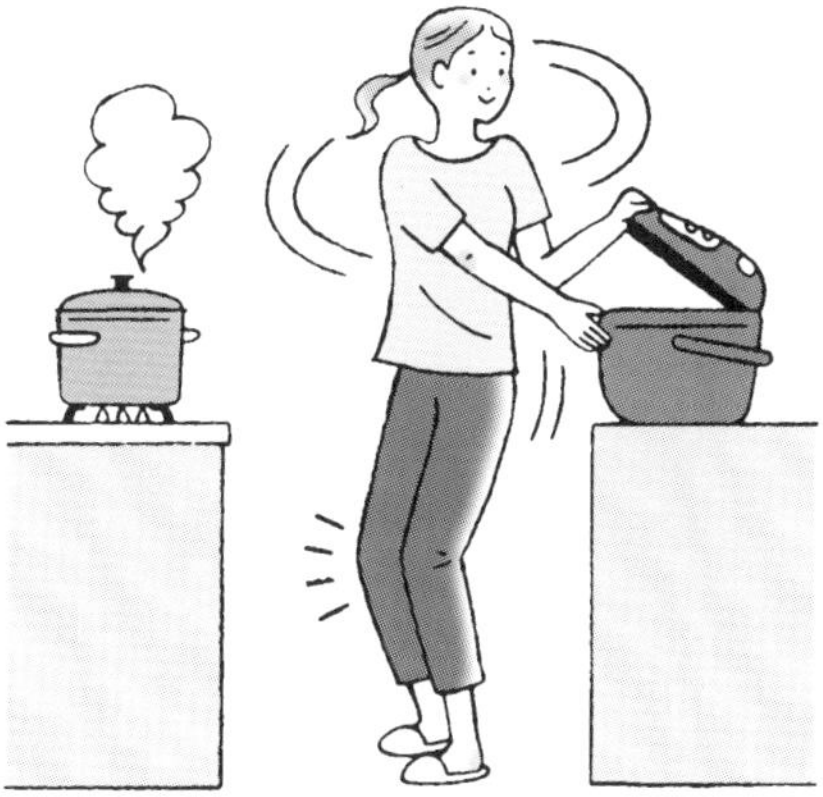

ひざに負担をかける動作が積み重なることでひざ痛に。日常動作を改善することはひざへの負担を軽減することになる。

生活術 7

足裏のアーチが崩れるとひざ痛に！横アーチをテープでサポート

足の裏の形状もひざ痛と無関係ではありません。偏平足《へんぺいそく》の人には変形性膝関節症が多く見られます。足の裏には内側縦《ないそくたて》アーチと外側縦《がいそくたて》アーチ、２つの縦アーチの間にある横アーチがあり、クッションの役目をしています。縦アーチが崩れた状態が偏平足です。ひざ痛を防ぐには、横アーチがとても重要です。横アーチがなくなると足首が内側に倒れ、ひざが内側に入ったり、ひざが外旋しやすくなるからです。つまりひざがねじれた状態になり痛みを引き起こすのです。

足底板で横アーチを作ったり、テーピングや包帯を巻いて横アーチをサポートするのもいいでしょう。

母趾球（親指の付け根裏の膨らんでいるところ）から小趾球（小指の付け根裏の膨らんでいるところ）にある「横アーチ」。テープは親指の付け根の甲側からスタート。母趾球→足裏→小趾球を通り、小指の付け根の甲側の順に１～２周巻き、軽く横アーチができるようにする。

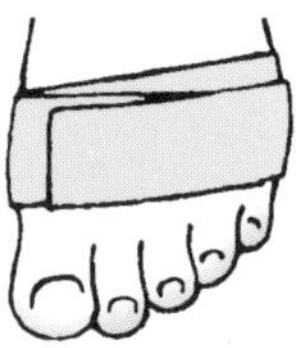

生活術 8

正座でひざの可動域がわかる！ 1日1分の正座タイムを取り入れて

ひざ関節が硬くなるとひざの可動域が狭くなり、正座をするのが少しずつつらくなります。正座はひざを最大限の180度折り曲げる完全屈曲です。ひざ痛の改善や予防には、しっかりとひざを曲げることは不可欠。ですから、なるべく正座を敬遠しないでいただきたいのです。

現在の私たちの生活では正座をすることはほとんどありません。ですから1日1回、1分でもいいので正座を取り入れてください。長時間正座をすると脚の血流が悪くなり、足がしびれたり、脚がつったりするので短時間でOKです。

正座ができない、あるいはつらいなという場合は、入浴中に湯船につかり、正座にトライしてください。体が温まって筋肉もリラックスしていますし、浮力でひざの負担は軽くなるので、ひざをラクに曲げることができるはずです。

正座をするとひざが固定され、背すじがピシッと伸びます。正しい姿勢をとる感覚が得られるメリットもあります。

生活術 9

肥満解消でひざへの負担を軽減！まず、自分の体重を知ることから

ひざをいたわるという意味では、体重は落としたほうがいいでしょう。とはいえ、ひざ痛を抱えているならダイエットよりひざのセルフケアや治療が大切なので、私のクリニックでは無理にダイエットをすすめることはありません。これまでの経験から、ひざのセルフケアを続けひざ痛が軽減されると、動くことが面倒にならず自然と体重は落ちてくるようです。とはいえ、肥満は万病のもと。まずはＢＭＩで自分の状態を知ってください。

肥満度を示す
BMIと適切体重を
チェック

$$\text{BMI} = \text{体重(kg)} \div \text{身長(m)}^2$$

BMIとは体重と身長から算出される肥満度を表す体格指数。
BMI 25以上が肥満。

$$\text{標準体重} = 22 \times \text{身長(m)}^2$$

BMI 22が標準体重。統計的に最も病気になりにくい体重。

Part 5

医療現場に見る「変形性膝関節症」治療の現状

治療は保存療法からスタート

ひざに慢性的な痛みや違和感を持ったら、まずは整形外科を受診します。病院では、問診、触診などを行い、痛みの部位を確認したり、関節の動きの範囲や腫れの有無を調べます。そして、レントゲンやエコー検査を行い、診断そして治療というプロセスを踏むのが一般的。必要であればＭＲＩ検査などをします。

では、**変形性膝関節症と診断された場合、**どのような治療が行われるのでしょうか？　治療法は大きく分けると、**手術をしない保存療法と手術の2種類**があります。症状にもよりますが、まずは体への負担が少ない保存療法から取り組み、これらの療法での効果が得られなくなった場合、痛みをとったり、日常生活を支障なく送れるよう生活の質を高める目的で外科的手術を検討するのが一般的です。

保存療法の中には、Ｐａｒｔ４で紹介したダイエットなどひざの負担を減らす生活習慣の改善なども含まれると考えていいでしょう。そのほか、理学療法や薬物療法を行います。それでは保存療法について具体的にみていきましょう。

変形性膝関節症の治療

- 保存療法
  - 生活習慣の改善
  - 理学療法 ― 運動療法・装具療法・温熱療法
  - 薬物療法 ― 外用薬・内服薬・ヒアルロン酸注射
- 手術
  - 関節鏡手術
  - 骨切り術
  - 人工膝関節置換術

▼生活習慣の改善

日常生活の中で、ひざに負担のかかる動作を避け、生活スタイルを変えたりします。あるいは一定期間、杖を使うことが必要になるケースもあります。

ひざ痛のある人はひざを深く曲げたり伸ばしたりする動きがつらくなります。生活様式という観点からいうと、畳の生活よりも椅子の生活のほうがひざへの負担は少なくなります。和式トイレよりも洋式トイレのほうがラクですし、掃除を行うときも雑巾がけではなく、モップや掃除機のほうがひざの負担も軽くなります。

本書で紹介したひざトレも生活習慣の改善の中のひとつと考えてください。

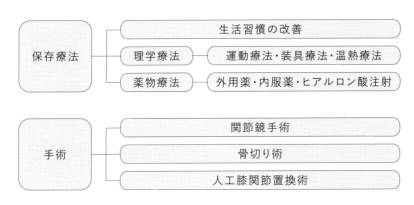

▼理学療法

・運動療法

理学療法士、トレーナーなどがひざ関節の周囲の筋肉を強くする運動を指導します。具体的には大腿四頭筋を強くする運動、定期的な有酸素運動、関節可動域をあげるストレッチなどがあります。

・装具療法

ひざや足の変形で不安定になったひざの補強や負担を軽減するため、足底板などの装具を使う療法です。

・温熱療法

光や熱、電気的な刺激を利用してひざの痛みや炎症を抑える治療法です。病院では赤外線や低周波、レーザー、ホットパックなどを用いてひざを温めるなどします。

▼薬物療法

・外用薬

痛みや炎症を抑えるシップ薬や軟膏、ゲルなどの塗り薬があります。痛みがひどい場合は座薬が処方されることもあります。

・内服薬

飲み薬として最も多く処方されるのが、痛みや炎症を抑える鎮痛薬（非ステロイド性消炎鎮痛薬）です。製品名でいえばロキソニンやボルタレン。痛みがひどくて動けないようなときに痛みをとるのに有効です。

・ヒアルロン酸注射

関節内にヒアルロン酸を注射で注入し、軟骨に栄養を与えて痛みを軽減し、ひざを動きやすくします。ヒアルロン酸は、もともと関節液や関節軟骨に多く含まれ、ひざの動きを滑らかにしたり、クッションの役割を持つ軟骨をサポートしています。

変形性膝関節症では、関節液中のヒアルロン酸量が減少したり、弾性や粘性が低下しています。不足するヒアルロン酸を補うことで、ひざ痛の軽減や可動域を広げる効果が期待できます。

外科的手術は保存療法をやりつくした後の手段

症状がかなり進行しており、保存療法で十分な効果が得られなくなった場合、ひざ関節の痛みがあまりにひどくて日常生活が困難であるなら、手術を検討します。ただし、変形性膝関節症の痛みの原因は複雑で、これだという治療法は定まっていないというのが現実です。

手術をしたから必ず痛みがなくなるとはいいきれないのです。

私のところにひざ痛を抱えていらっしゃる**患者さんの多くは施術とセルフケアで痛みが軽減したり、痛みがなくなります。**しかし、それでも痛みがなくならず、最終的に手術が必要になったという患者さんは1％くらいです。

では、変形性膝関節症で行われる主な手術についてみていきます。

・関節鏡手術

ひざの変形が進行しておらず初期の段階で行われる関節鏡を使う手術です。ひざの中に小さいカメラ（関節鏡）を入れて、傷んですり切れた半月板や軟骨のささくれなどを除去したり、増殖した滑膜を取り除いたりして関節内部をきれいに掃除します。炎症の原因となる物質を取り除き、関節の動きを改善させます。ひざに小さな穴を開けるだけなので、体への負担も少なく、短期の入院で済みます。ただし、ひざの変形を治すわけではないので、痛みの軽減が長続きしないで、再発しやすいとされます。

・骨切り術

変形性膝関節症によってO脚やX脚になると、体重がひざの内側もしくは外側の一方にかかり、半月板や軟骨が傷んできます。ひざのこうした変形を骨を切って矯正する手術です。中でもよく行われるのが、「高位脛骨骨切り術」という手術で、関節面に均等に力がかかるようにします。比較的若い方（65歳以下）に向く手術とされています。自分の関節が温存できるので術後の生活にはほとんど制限がないといわれます。

・人工膝関節置換術

軟骨がすり減り変形してしまったひざの関節の表面を取り除き、金属やプラスチックでできた人工の関節に置き換える方法です。人工膝関節の耐用年数のこともあり、高齢の方に適した手術です。人工関節の手術法などは年々進化し、より正確に行われるようになり、体への負担も軽減されています。

知っ得！

ひざ痛Q&A

Q. ひざに水がたまるのは変形性膝関節症のせい？

A. 最初に、ひざの水は何か？　ということを解説します。ひざの水は関節内にある滑膜という膜から作られる関節液で、関節の滑りをよくし、関節軟骨に栄養を与える役目があります。正常なときはわずかな量ですが、変形性膝関節症や半月板の損傷などによって関節内に炎症が起きると、過剰に作り出されてしまうのです。つまり、ひざに水がたまるということは、ひざの関節内に炎症が起きているという証拠です。

変形性膝関節症以外でも、関節内で炎症が起これば水がたまります。ですから、正確には「ひざに水がたまった＝変形性膝関節症」とはいえません。

ひざの水を抜くと癖になると言われますが、水を抜くから水がたまるわけではないので、これは間違い。炎症がおさまっていないから水がたまるのです。ひざに水がたまりすぎると内圧が高まり、曲げにくくなったり、痛みなどにつながります。こうした際には水を抜くことは悪くありません。

Q. ひざ痛対策に筋トレは効果あるの？

A.

結論からいうと、脚の筋肉量を増やすための筋トレをしてもひざ痛は治りません。

スクワットや足に重りを付けてひざ下の上下運動を繰り返す筋トレをしても、鍛えられるのは主に太腿の真ん中の筋肉で、ひざ痛予防に必要な太腿の内側の筋肉は鍛えられません。筋トレ経験がない人であれば、逆にひざの関節や筋肉を傷めるリスクのほうが高いので、筋トレを行う必要はないといえるでしょう。それよりは、Ｐａｒｔ２で紹介したストレッチを行って、ひざの可動域を広げ、しなやかに動かせるようになることが肝心です。

Q. 変形性膝関節症にサプリメントは有効？

A.

ひざ痛対策として、コンドロイチン、グルコサミン、コラーゲンといったサプリメントを摂取している人もいるのではないでしょうか。これらの成分はひざの軟骨や靭帯を形成するのに必要な成分です。とはいえ、摂取したこれらの成分は必ずひざの軟骨に運ばれるわけではありませんし、関節の痛みを根本的に解消するわけではありません。怖いのは、これだけとれば安心、痛みは治ると過剰な期待をかけ、適切な治療やケアを怠ってしまうことです。サプリメントを利用するのであれば効果を期待しすぎず、頼りすぎないことが大切です。

Q. 変形性膝関節症と間違えやすい病気は？

A. ハイヒールを長時間履く女性や、病気など長期間の療養生活でひざを曲げ続けていた人によく見られるのが、ひざ裏が痛くなるケースです。これはふくらはぎの筋肉である腓腹筋《ひふくきん》の炎症による痛みが考えられます。腓腹筋は上のほうは太腿の骨とつながり、下はアキレス腱に付着しています。大腿骨の内側に付着する部分に炎症が起きて痛みを感じるので変形性膝関節症と間違われやすいのです。この場合、多くはふくらはぎのストレッチで痛みはなくなります。

そのほか間違われやすい病気には、関節リウマチ、痛風などがあります。

Q. 冷えはひざ痛と関係ありますか？

A. 冷えは万病のもといわれるように、関節を冷やすのもよくありません。ひざ痛を抱えているならなおさらです。冷えると血行が悪くなり、筋肉が硬くなり関節を動かしにくくなり、可動域が狭くなります。この状態で無理に関節を動かそうとするので痛みにつながります。

下半身は血行不良になりがち。夏、冷房が効いた部屋で過ごすときはひざかけなどを忘れずに。冬は携帯用カイロを活用しましょう。また、ひざの内側の少し下あたりにカイロを貼るのもＯＫ。その際は低温やけどに注意してください。

Q. 水中ウォーキングはひざ痛に効果ある？

A. ひざ痛対策として、痛みなく歩ける水中ウォーキングを習慣にされている方は少なくありません。ひざ痛を抱える人は血液循環が悪くなっているので、体を冷やさないのが一番です。この点では水中を歩くのは体を冷やすことにつながります。

また、水中ウォーキングでは足首をほとんど使わないので、ふくらはぎのポンプ機能が働きにくくなり、全身への血行促進効果は期待できません。また、水に抵抗して前かがみになり、姿勢を崩しやすいということもあり、ひざ痛への効果はあまりないと考えています。

Q. 変形性膝関節症に水素ガスが効く？

A. 水素には抗炎症作用があり、水素吸入療法など最先端医療として研究が進められています。少しずつですが、世界各国から水素に関するエビデンスもあがっており、その効果が科学的に認められつつあるようです。体内の活性酸素の除去を期待できる水素は、スポーツ界ではコンディショニングに活用されています。

私のクリニックでも変形性膝関節症の患者さんに水素ガスを活用して痛みが軽減したケースも。水素はいろいろな可能性を秘めているので、今後の研究成果に期待したいですね。

酒井慎太郎（さかい しんたろう）

さかいクリニックグループ代表。千葉ロッテマリーンズ元公式メディカルアドバイザー。中央医療学園特別講師。朝日カルチャーセンター講師。池袋コミュニティカレッジ講師。柔道整復師。整形外科や腰痛専門病院などのスタッフとしての経験を生かし、腰・首・肩・ひざの痛みやスポーツ障害の疾患を得意とする。井上尚弥さん、高橋由伸さんらプロスポーツ選手や俳優など多くの著名人の治療も手がけている。理論に基づいたコンディショニング商品を開発するなど、商品開発のアドバイザーも務める。TBSラジオ「生島ヒロシのおはよう定食」出演中。テレビ番組では「神の手を持つ治療家」として紹介された。院内では毎週月曜日13時～、毎週土曜日16時～無料ミニセミナーを行っている（予約必要）。著書に『1日1分 腰トレ 脊柱管狭窄症は自分で治せる！』、『ヘバーデン結節 痛みと不安を解消する！』など多数。著書の一部はヨーロッパ全土でも紹介されている。

1日1分! ひざトレ
変形性膝関節症は自宅で治せる!

発行日　2021年10月5日　第1刷発行
　　　　2023年2月10日　第5刷発行

著　者　酒井慎太郎

発行者　清田名人

発行所　株式会社内外出版社
〒110-8578
東京都台東区東上野2-1-11
電話 03-5830-0368（企画販売局）
電話 03-5830-0237（編集部）
https://www.naigai-p.co.jp/

印刷・製本　中央精版印刷株式会社

ブックデザイン＆DTP　亀井 英子
編集協力　和田 方子
イラスト　玉田 紀子
校　正　小川 かつ子

ISBN978-4-86257-562-3　C0077